The Milan System for Reporting Salivary Gland Cytopathology

唾液腺細胞診ミラノシステム

William C. Faquin
Esther Diana Rossi
Editors

Zubair Baloch
Güliz A. Barkan
Maria P. Foschini
Daniel F.I. Kurtycz
Marc Pusztaszeri
Philippe Vielh
Associate Editors

監訳
樋口佳代子
沖縄協同病院病理診断科

浦野　誠
藤田医科大学医学部病理診断学講座

金芳堂

First published in English under the title
The Milan System for Reporting Salivary Gland Cytopathology
edited by William C. Faquin, Esther Diana Rossi, Zubair Baloch, Guliz A
Barkan, Maria Foschini, Daniel F I Kurtycz, Marc Pusztaszeri and
Philippe Vielh, edition: 1
Copyright © Springer International Publishing AG, 2018
This edition has been translated and published under licence from
Springer Nature Switzerland AG.
Springer Nature Switzerland AG takes no responsibility and shall not be
made liable for the accuracy of the translation.
Japanese translation rights arranged with Springer Nature Switzerland AG.
through Japan UNI Agency, Inc., Tokyo

推薦のことば

　国際細胞学会IACは，これまで子宮頸部ベセスダシステム（2015），尿路細胞診パリシステム（2016），唾液腺ミラノシステム（2018），甲状腺ベセスダシステム（2018）を刊行し，今後乳腺ヨコハマシステム，体腔液国際システムなど細胞診の国際的な報告様式Reporting Systemなどを刊行する予定である．このたびミラノシステムが日本語に訳され，日本で大いに普及してゆくことを鑑みIACを代表して心よりの賛辞をお送りしたい．

　ミラノシステムは，IACと米国細胞病理学会ASCが共同して作業し，腫瘍を含み諸種の唾液腺病変の細胞診につき，様々な角度から充分に説明し分かりやすい図・写真を使用し，使いやすい参考書となっている．原著の共著者である樋口佳代子氏と浦野　誠氏が監訳者となっていることにより，本書がより原文に即した分かりやすい内容に仕上げられている．第1章では，イントロダクションが述べられ，続いて細胞診の報告は，I. 不適正，II. 非腫瘍性，III. 意義不明な異型（AUS），IV. 腫瘍〔A. 良性，B. 良悪性不明な唾液腺腫瘍（SUMP）〕，V. 悪性の疑い，VI. 悪性の6段階で報告するよう病変の実例を含めて分かりやすく説明されている．各章に記載される6カテゴリーは，背景，定義・説明，臨床対応などに重点が述べられ，定義のなかでは診断基準，説明が簡潔に述べられている．図，表なども適材適所に配置されていて参考になる．第8章の補助診断では，病変のより詳細な検討のための免疫染色および分子病理診断が述べられており，アップデートされた内容が分かりやすく記載されている．第9章の臨床的対応，第10章の唾液腺腫瘍の組織分類では細胞診の位置付けが明らかにされている．

　全体を通して，本書は平易な美しい日本語を駆使して，読みやすく仕上げられている．細胞診の写真の印刷も質が保たれていて見やすい．

　診断が得てして困難な唾液腺細胞診の領域で，本書が細胞検査士，病理医および細胞診に携わる臨床医の諸兄姉が国際水準での細胞診断する際の座右の書として，大いに活用されることを切に願うものである．

国際細胞学会IAC　理事長
長村義之

「The Milan System for Reporting Salivary Gland Cytopathology」日本語版
「唾液腺細胞診ミラノシステム」発刊によせて

　唾液腺細胞診には多くの課題があるが，ミラノシステムによるあらたな診断の枠組みが提案されたことで，その多くが軽減される．国際的な報告様式の確立は，唾液腺細胞診の有用性の向上には不可欠であるが，ミラノシステムはその初期の段階から国際的なルーツをもっていた．米国細胞病理学会と国際細胞学会の後援のもと，2015年9月，イタリアのミラノで開催されたヨーロッパ細胞学会の折に，初めてコアメンバーによる会合が持たれ，新たな唾液腺細胞診報告様式についての討議がなされ，素案が作成された．ミラノシステムアトラスの作成には細胞病理医，頭頸部外科病理医，頭頸部外科（耳鼻咽喉科）医など，世界15か国から40名以上が共著者として参加している．その努力によりミラノシステムではエビデンスにもとづき（悪性のリスクに応じて）層別化された，6つの診断カテゴリーが提案された．その結果，唾液腺病変はその細胞像や細胞構築の特徴にしたがってこれら6つのカテゴリーのどれかに亜分類されることになった．

　ミラノシステムアトラスは2018年にまず英語で出版され，すぐに米国内および国際的に受け入れられた．先だって出版された他の領域の細胞診報告様式同様，ミラノシステムの各診断区分はエデビデンスに基づいた悪性のリスクと対応している．したがってミラノシステムでは，治療医が唾液腺FNAの情報を直接かつ有効に治療方針へと結び付けられるという利点がある．ミラノシステム以前では，唾液腺FNAの報告は一貫性に欠けていた．ミラノシステムは標準的な国際報告様式を提供することにより，細胞診断医と臨床家および施設間のコミュニケーションを改善し，ひいては患者診療の向上へとつながるだろう．

　ミラノシステムは決して唾液腺FNA検体に対する解釈を変更するものではない．反応性病変はやはり非腫瘍性であり，悪性の唾液腺FNAは癌腫である．そのかわりにミラノシステムでは，唾液腺FNAの診断が誤解のないように正確に治療医に伝わるような一貫した構造になっている．

　樋口佳代子医師と浦野　誠医師は共著者らとともに，比類なき努力によりミラノシステムの原著を日本語に翻訳した．これはすばらしい業績であって，間違いなく，日本でのミラノシステムの導入と普及に大いに役立つだろう．ミラノシステムは当初より，国際的な普及をゴールとしており，この翻訳版はそのゴールを達成する一助となるだろう．われわれは今回の日本語への翻訳に対して心より感銘し敬意を表するものである．そして共著者らが唾液腺細胞診の分野と患者診療の向上へ貢献されたことに対してお祝いを申し上げたい．

William C. Faquin, MD, PhD
Professor of Pathology
Harvard Medical School
Director of Otolaryngologic Pathology
Massachusetts Eye and Ear Infirmary
Head & Neck Pathology, and Cytopathology
Massachusetts General Hospital
Boston, MA USA

Esther Diana Rossi, MD, PhD
Abilitated Professor of Pathology
Fondazione Policlinico Univers "A Gemelli"
Dept Anatomic Pathology and Histology
Universita Cattolica del Sacro Cuore
Rome, Italy

序　文

「ずっと以前から私が気づいていたことだが，何かを成し遂げる人はじっと座って物事が起こるのを待つことはしないものである．彼らは自ら行動し物事を起こすのである」
　　　　　　　　　　　　　　　　　　　　　　　　　　　　　　　―レオナルド・ダ・ヴィンチ

　本アトラスは唾液腺細胞診の分類と報告を標準化するための国際的な協働作業の結晶である．それは多様にして複雑，しかも病変間で細胞像に類似性があるという唾液腺細胞診の難しさを乗り越えて成し遂げられた．唾液腺細胞診断の要点は病変を同定，トリアージし，必要とされる臨床的対応につなげることである．穿刺吸引細胞診は，その診断に限界があるとしても，今なお最も効果的で最も侵襲の少ない診断法である．相次いで発見されている遺伝子変異とそれに基づく分子生物学的な検査により外科病理医や細胞診断医は高い特異性をもってそれらの腫瘍を診断できるようになっている．しかし限られた検体でより多くの検査が求められるという難題が残っている．これはいまだ穿刺吸引細胞診が診断手技として最前線にあることを意味している．唾液腺細胞診ミラノシステムにより，診断報告のための理論的かつ実用的で柔軟な用語が提供され，病理医と臨床医が効率的に対話することで患者ケアが向上し望ましい結果につながる．

　ミラノシステムの進化はダ・ヴィンチの前提に導かれるように起こった．それは2015年の初頭，イタリアボローニャでの友人同士の軽い会話として芽生え，その年のボストンでの北米病理学会（USCAP）年次総会において仲間たちによって明確な計画になった．時は熟し患者中心の医療の中で唾液腺細胞診報告の難題に取り組む時がきた．巣立ったばかりの小鳥のようなこの計画はあっという間に成長した．2015年9月，ミラノで開催されたヨーロッパ細胞学会で一握りの専門家たちが集まり，the Milan System for Reporting Salivary Gland Cytopathology（MSRSGC）―唾液腺細胞診ミラノシステムが現実のものとなった．米国細胞病理学会と国際細胞学会がミラノシステムの作成を支援し，両学会のリーダーが診断区分作成において細胞診断医としてコアメンバーに加わり，ワーキンググループ構築のため国際的なメンバーを招聘した．ミラノシステムは，1990年代半ばにベセスダで考案された子宮頸部細胞診ベセスダシステムや，2010年に甲状腺細胞診ベセスダシステムとして考案されきわめて成功した様式を採用して作成された．

　最初のアイデアが生まれてから一年足らずで，ミラノシステムのワーキンググループは2016年のシアトルでのUSCAP開催期間中に最初の会合をもち，完成までの野心的な予定表を策定した．また米国細胞病理学会のコンパニオンミーティングにおいてDr. Faquinにより「唾液腺細胞診報告を標準化すべき時―ミラノシステムの紹介」として細胞診関係者に発表された．そして2017年のサンアントニオにおけるUSCAPではワーキンググループはその仕事の大半を予定どおりに，そして目標どおりに完成させたのである！この体系的なアトラスの出現は唾液腺細胞診における大きな進歩である．ミラノシステムの特筆すべき点のひとつは，根拠に基

づいてリスクを層別化し，最適な患者ケアをめざした適切な臨床的対応を促すように診断区分が設定されていることである．

　このテキストと付随のウェブアトラスは米国細胞病理学会のウェブサイトで簡単に閲覧可能であり，読者が着実に新システムの用語を理解できるように構築されている．読者は唾液腺細胞診の特性にあうように他のガイドラインや報告様式を改変した6つの主な診断区分になじむようになるだろう．悪性のリスク（ROM））の統計値は現在の文献から収集されたものであるが，ミラノシステムが運用された後にさらなる研究成果が出版されれば必ずや修正されるだろう．細胞診の熟練者も初心者も同様に，虹色に煌めくこれらのページの中に診断のパールを発見することだろう．診断上しばしば問題となるこの領域に関して，診断基準，問題点やピットフォールを説明するために，高品質の図譜が注意深く選択されている．

　国際的な報告様式の採用は報告用語の革新をもたらし，明快で標準化されたコミュニケーションを通じて患者診療に大きなインパクトがあり，また将来の診断や治療の進歩をいっそう加速する．このアトラスにより，共同編者である Dr. Faquin と Dr. Rossi は「物事を起こした」，そして彼らの遺産は確実に唾液腺腫瘍の診断と治療にインパクトを与えるだろう．

Celeste N. Powers
Division of Anatomic Pathology, Department of Pathology
VCU Health System, Medical College of Virginia Hospitals
Richmond, VA, USA

まえがき

　このアトラスは，実用的で標準的な唾液腺細胞診の報告様式を作成するという共通の目的をもった，細胞診断医，外科病理医，分子病理学者そして頭頸部外科医からなるグループの協働の成果である．またこのアトラスは米国細胞病理学会および国際細胞学会により後援をうけている．この企画は2015年3月にマサチューセッツ州ボストンで開催された北米病理学会（USCAP）で初めて提案された．続いてタスクフォースとして8名の唾液腺細胞診の専門家が選ばれ，Dr. FaquinとDr. Rossiの呼びかけにより，イタリアのミラノで開催されたヨーロッパ細胞学会の期間中の2015年9月20日に第1回目の会議が開かれた．ミラノシステムのタスクフォースはこのアトラスの作成にあたり，世界各国からのメンバーが含まれることが重要と考えたので，15ヵ国から47名の唾液腺細胞診の専門家が共著者として招聘された．

　このアトラスは大きく6つの診断区分から構成されており，それは「不適正」，「非腫瘍性」，「意義不明な異型（AUS）」，「腫瘍；良性」，「腫瘍；良悪性不明な唾液腺腫瘍（SUMP）」，「悪性の疑い」そして「悪性」である．そしてそれぞれには，定義，形態的診断基準，各診断区分の説明が含まれている．補助診断の活用，臨床的対応，組織診断に関しては別に章を設けている．

　唾液腺穿刺吸引細胞診においては，標準化された一定の報告様式というものがなく，そのため元来難しい唾液腺の穿刺吸引細胞診がより一層複雑なものになっている．唾液腺細胞診ミラノシステムの確立は，これらの問題を克服するための不可欠な第一歩であり，唾液腺細胞診をよりいっそう有用なものとし，臨床医との，また施設間のコミュニケーションを向上させ，ひいては患者に対する医療の質を高めることをめざすものである．共著者一同は，このアトラスが実用的で有用な報告様式として，細胞診に携わる世界中の人々のニーズに答え，患者がよりよい人生を送るための一助となることを願っている．

Boston, MA, USA　　William C. Faquin
Rome, Italy　　Esther Diana Rossi

目　次

第1章	唾液腺細胞診ミラノシステム	1
	Zubair Baloch, Andrew S. Field, Nora Katabi, and Bruce M. Wenig	
第2章	不適正	9
	Maria Pia Foschini, Esther Diana Rossi, Kayoko Higuchi, Nirag C. Jhala, Ivana Kholová, Makoto Urano, Laszlo Vass, and Philippe Vielh	
第3章	非腫瘍性	17
	William C. Faquin, Massimo Bongiovanni, Fabiano Mesquita Callegari, Sule Canberk, Tarik M. Elsheikh, Daniel F.I. Kurtycz, Oscar Lin, and Marc Pusztaszeri	
第4章	意義不明な異型	35
	Marc Pusztaszeri, Zubair Baloch, William C. Faquin, Esther Diana Rossi, and Z. Laura Tabatabai	
第5章	腫瘍	45
	Zubair Baloch, Guido Fadda, Pınar Fırat, Jerzey Klijanienko, Jeffrey F. Krane, Lester Layfield, Ritu Nayar, Celeste N. Powers, and Marc Pusztaszeri	
第6章	悪性の疑い	69
	Esther Diana Rossi, Andrew S. Field, Syed Z. Ali, Ashish Chandra, Yun Gong, Zahra Maleki, Bo Ping, and He Wang	
第7章	悪性	79
	Swati Mehrotra, Mousa A. Al-Abbadi, Güliz A. Barkan, Stefan E. Pambuccian, Philippe Vielh, He Wang, and Eva M. Wojcik	
第8章	唾液腺細胞診の補助診断	115
	Marc Pusztaszeri, Jorge S. Reis-Filho, Fernando Carlos de Lander Schmitt, and Marcia Edelweiss	
第9章	臨床的対応	129
	Mandeep S. Bajwa, Piero Nicolai, and Mark A. Varvares	
第10章	組織診断と唾液腺腫瘍の組織分類	139
	Bruce M. Wenig	
索引		146

原著者一覧

Mousa A. Al-Abbadi Pathology and Cytopathology, Jordan University Hospital, Amman, Jordan

Histopathology, Microbiology and Forensic Medicine, University of Jordan–College of Medicine, Amman, Jordan

Syed Z. Ali Department of Pathology, The Johns Hopkins Hospital, Baltimore, MD, USA

Mandeep S. Bajwa Regional Maxillofacial Unit, Aintree University Hospital, Liverpool, UK

Zubair Baloch Pathology and Laboratory Medicine, University of Pennsylvania Medical Center, Philadelphia, PA, USA

Güliz A. Barkan Department of Pathology, Loyola University Hospital, Maywood, IL, USA

Massimo Bongiovanni Institute of Pathology, Lausanne University Hospital, Lausanne, Switzerland

Fabiano Mesquita Callegari Department of Pathology, São Paulo Hospital, Federal University of São Paulo (EPM-UNIFESP), São Paulo, SP, Brazil

Sule Canberk Department of Pathology and Cytopathology, Acibadem University, Istanbul, Turkey

Ashish Chandra Cellular Pathology, Guy's and St Thomas' NHS Foundation Trust, London, UK

Marcia Edelweiss Department of Pathology, Memorial Sloan Kettering Cancer Center, New York, NY, USA

Tarik M. Elsheikh Cleveland Clinic Laboratories, Department of Pathology Cleveland Clinic, Cleveland, OH, USA

Guido Fadda Division of Anatomic Pathology and Histology, Foundation Agostino Gemelli University Hospital, Catholic University, Rome, Italy

William C. Faquin Head and Neck Pathology, Massachusetts Eye and Ear Infirmary, Boston, MA, USA

Department of Pathology, Massachusetts General Hospital, Harvard Medical School, Boston, MA, USA

Andrew S. Field Anatomical Pathology, University of Notre Dame Medical School and St Vincent's Hospital, Sydney, NSW, Australia

University of Notre Dame Medical School, Sydney, NSW, Australia

Department of Anatomical Pathology, St. Vincent's Hospital, Sydney, NSW, Australia

Pınar Fırat Department of Pathology, School of Medicine, Koç University, Istanbul, Turkey

Maria Pia Foschini Unit of Anatomic Pathology at Bellaria Hospital, Department of Biomedical and Neuromotor Sciences, University of Bologna, Bologna, Italy

Yun Gong Department of Pathology, University of Texas MD Anderson Cancer Center, Houston, TX, USA

Kayoko Higuchi Section of Anatomic Pathology, Aizawa Hospital, Matsumoto, Japan

Nirag C. Jhala Department of Pathology and Laboratory Medicine, Temple University Hospital, Philadelphia, PA, USA

Nora Katabi Department of Pathology, Memorial Sloan Kettering Cancer Center, New York, NY, USA

Ivana Kholová Fimlab Laboratories, Department of Pathology, Tampere University Hospital and Tampere University, Tampere, Finland

Jerzey Klijanienko Department of Pathology, Institut Curie, Paris, France

Jeffrey F. Krane Department of Pathology, Brigham and Women's Hospital, Harvard Medical School, Boston, MA, USA

Daniel F.I. Kurtycz Department of Pathology and Laboratory Medicine, Wisconsin State Laboratory of Hygiene, University of Wisconsin Hospitals and Clinics, Madison, WI, USA

Lester Layfield Department of Pathology and Anatomical Science, University of Missouri, Columbia, MO, USA

Oscar Lin Department of Pathology, Memorial Sloan-Kettering Cancer Center, New York, NY, USA

Zahra Maleki Department of Pathology, The Johns Hopkins Hospital, Baltimore, MD, USA

Swati Mehrotra Department of Pathology, Loyola University Hospital, Maywood, IL, USA

Ritu Nayar Department of Pathology, Northwestern University Feinberg School of Medicine and Northwestern Memorial Hospital, Chicago, IL, USA

Piero Nicolai Otorhinolaryngology–Head and Neck Surgery, University of Brescia, Brescia, Italy

Stefan E. Pambuccian Department of Pathology, Loyola University Hospital, Maywood, IL, USA

Bo Ping Department of Pathology, Fudan University Shanghai Cancer Hospital, Shanghai, People's Republic of China

Celeste N. Powers Division of Anatomic Pathology, Department of Pathology, VCU Health System, Medical College of Virginia Hospitals, Richmond, VA, USA

Marc Pusztaszeri Department of Pathology, Jewish General Hospital, Montréal, QC, Canada

Department of Pathology, McGill University, Montréal, QC, Canada

Jorge S. Reis-Filho Department of Pathology, Memorial Sloan Kettering Cancer Center, New York, NY, USA

Esther Diana Rossi Unita' Operativa Istopatologia e Citodiagnostica, Fondazione Policlinico Universitario A. Gemelli, Rome, Italy

Fernando Carlos de Lander Schmitt Department of Pathology and Oncology, Medical Faculty of Porto University, Porto, Portugal

Z. Laura Tabatabai Department of Pathology, University of California, San Francisco, San Francisco, CA, USA

Makoto Urano Diagnostic Pathology, Fujita Health University, Toyoake, Aichi, Japan

Mark A. Varvares Department of Otolaryngology, Massachusetts Eye and Ear, Boston, MA, USA

Laszlo Vass Department of Pathology/Cytopathology, Flór F. University Hospital of Pest County, Kistarcsa, Hungary

Philippe Vielh Department of Anatomic and Molecular Pathology, National Laboratory of Health, Dudelange, Luxembourg

He Wang Pathology and Laboratory Medicine, Temple University Hospital, Philadelphia, PA, USA

Bruce M. Wenig Department of Pathology, Moffitt Cancer Center, Tampa, FL, USA

Eva M. Wojcik Department of Pathology, Loyola University Hospital, Maywood, IL, USA

翻訳者一覧

【監訳】
樋口佳代子　沖縄協同病院病理診断科
浦野　誠　　藤田医科大学医学部病理診断学講座

【翻訳】
樋口佳代子　沖縄協同病院病理診断科　　　　　　　　　　　　（1章，2章）
浦野　誠　　藤田医科大学医学部病理診断学講座　　　　　　　（3章，6章）
田原沙佑美　藤田医科大学医学部病理診断学講座　　　　　　　（3章，6章）
河原明彦　　久留米大学病院病理診断科・病理部　　　　　　　（4章）
山元英崇　　九州大学病院病理診断科　　　　　　　　　　　　（5章　p45〜58）
廣川満良　　隈病院病理診断科　　　　　　　　　　　　　　　（5章　p58〜68）
長尾俊孝　　東京医科大学人体病理学分野　　　　　　　　　　（7章）
谷川真希　　東京医科大学人体病理学分野　　　　　　　　　　（7章）
宮部　悟　　愛知学院大学歯学部顎顔面外科学講座　　　　　　（8章）
杉田好彦　　愛知学院大学歯学部口腔病理学講座　　　　　　　（8章）
多田雄一郎　国際医療福祉大学三田病院頭頸部腫瘍センター　　（9章）
中黒匡人　　名古屋大学病院病理部　　　　　　　　　　　　　（10章）

略語一覧

AR	Androgen receptor	アンドロゲンレセプター
AUS	Atypia of undetermined significance	意義不明な異型
CISH	Chromogenic in situ hybridization	
CMV	Cytomegalovirus	サイトメガロウイルス
CNB	Core needle biopsy	針生検
CT	Computed tomography	コンピュータ断層撮影
DOG1	Discovered on GIST1	
EBER	Epstein-Barr-encoded RNA	
EBV	Epstein-Barr virus	EB ウイルス
ER	Estrogen receptor	エストロゲンレセプター
FC	Flow cytometry	フローサイトメトリー
FFPE	Formalin-fixed paraffin-embedded	ホルマリン固定パラフィン包埋
FISH	Fluorescent in situ hybridization	
FNA	Fine-needle aspiration	穿刺吸引細胞診
GATA3	GATA binding protein 3	
GFAP	Glial fibrillary acidic protein	
HMGA2	High-mobility group AT-hook 2	
HMWK	High molecular weight cytokeratin	高分子サイトケラチン
IARC	International Agency for Research on Cancer	
IC	Immunochemistry	免疫化学
ISH	In situ hybridization	
LEF-1	Lymphoid enhancer-binding factor 1	
LMWK	Low molecular weight cytokeratin	低分子サイトケラチン
MALT	Mucosa-associated lymphoid tissue	粘膜関連リンパ組織
MGB	Mammaglobin	
MRI	Magnetic resonance imaging	核磁気共鳴画像
MSRSGC	The Milan System for Reporting Salivary Gland Cytopathology	
NGS	Next-generation sequencing	次世代シークエンス
NOS	Not-otherwise specified	
PanK	Pancytokeratin	汎サイトケラチン
PAS	Periodic acid-Schiff	
PAS-D	Periodic acid-Schiff with diastase	
PCR	Polymerase chain reaction	
PET	Positron emission tomography	
PLAG1	Pleomorphic adenoma gene 1	
PR	Progesterone receptor	プロゲステロンレセプター
PSA	Prostate-specific antigen	前立腺特異抗原
PTAH	Phosphotungstic acid hematoxylin (PTAH)	
ROM	Risk of malignancy	悪性の危険度
ROSE	Rapid on-site evaluation	迅速細胞診
RT-PCR	Reverse transcription polymerase chain reaction	
SMA	Smooth muscle actin	平滑筋アクチン
STAT-5a	Signal transducer and activator of transcription 5a	

SUMP	Salivary gland neoplasm of uncertain malignant potential　良悪性不明な腫瘍	
TTF-1	Thyroid transcription factor-1	
US	Ultrasound　超音波	
USG	Ultrasound guidance　超音波ガイド	
WHO	World Health Organization	

第 1 章
唾液腺細胞診ミラノシステム

The Milan System for Reporting Salivary Gland Cytopathology

Zubair Baloch, Andrew S. Field, Nora Katabi, and Bruce M. Wenig

緒言

穿刺吸引細胞診（Fine-needle aspiration-FNA）は唾液腺病変の診療において最初におこなわれる診断的検査として広く受け入れられている．それは腫瘍と非腫瘍の鑑別に有用で，腫瘍性病変においては，頻度の高い多くの良性腫瘍の診断が可能である[1-12]．またほとんどの場合，低悪性度癌と高悪性度癌が鑑別できる．通常，唾液腺の腫瘍性病変は外科的に治療され，非腫瘍性病変は外科的介入なしに保存的に治療される．腫瘍が低悪性か高悪性かを知ることにより，耳下腺腫瘍においては顔面神経温存の可否や，また頸部リンパ節郭清の適応を含む手術範囲を決定することができる．多形腺腫やワルチン腫瘍のような良性腫瘍では，穿刺吸引細胞診で診断を確定すれば，患者の希望や健康状態によっては，外科的切除をおこなわずに画像および臨床的に経過観察することが可能となる[1-6]．唾液腺腫瘤に対する悪性の危険度（Risk of Malignancy 以下 ROM）は腫瘤の大きさと部位により異なり，耳下腺では 20～25％，顎下腺では 40～50％，舌下腺と小唾液腺は 50～81％である[1,3,8-12]．

唾液腺穿刺吸引細胞診の感度と特異度は，穿刺者の手技の経験，標本作製の質，評価する細胞診断医の経験，病変の形態学的多様性，嚢胞成分の存在など様々な要因により左右される[1-16]．大半の報告では唾液腺穿刺吸引細胞診全体の感度は 86～100％，特異度は 90～100％である[1-19]．偽陰性，偽陽性はまれである．腫瘍か非腫瘍かの鑑別の感度と特異度はそれぞれ 79～100％，71～100％，一方良悪性の正診率は 81～100％である[1-8,12]．一方，特定の腫瘍亜型に関する正診率は 48～94％と報告により幅がある[1-5,12]．唾液腺穿刺吸引細胞診においては，標準化された，悪性度を層別化できるような診断報告様式がないということが，元来複雑な唾液腺穿刺吸引細胞診を一層難しいものにしている．唾液腺穿刺吸引細胞診報告のための分類システムの確立は唾液腺穿刺吸引細胞診の有用性向上のために不可欠で，ひいては患者診療の改善へとつながるものである．報告様式では特定の組織型診断よりも ROM の層別化を強調すべきであり，個々の症例について良性，悪性という 2 群への振り分けよりむしろ，診断区分の悪性度が増すごとに，それに相当する ROM を設定するべきである[1-19]．

唾液腺細胞診検体のための新たな報告様式の提唱がこのアトラスの主題である．そしてそれ

は経験豊かな医療の専門家によりなる国際チームによって作成され,「唾液腺細胞診ミラノシステム（The Milan System for Reporting salivary Gland Cytopathology（ミラノシステム）」と名付けられた[19]. ミラノシステムの目的は, 臨床医間や施設間のよりよいコミュニケーションを促進し患者診療の向上へとつなげることである. ミラノシステムは6つの診断区分より構成されており, その中には「非腫瘍性」および「腫瘍」が含まれ,「腫瘍」はさらに「良性腫瘍」と「良悪性不明な唾液腺腫瘍（SUMP）」に分けられる（表1.1）. またこれは, 文献より得られた科学的根拠に基づくシステムであり, 各診断区分をそれぞれのROMおよび臨床的対応に関連づけている（表1.2）[2, 3, 5, 6, 12, 20].

表1.1 唾液腺細胞診ミラノシステム：診断区分, 定義と説明

診断区分と定義	説明
Ⅰ. 不適正 細胞診断には不十分な細胞検体	・この診断区分はすべての検体を処理・検索後にのみ使用すべき ・間質成分や粘液性嚢胞内容が認められる検体はこの区分から除く
Ⅱ. 非腫瘍性 慢性唾液腺炎, 反応性リンパ節, 肉芽腫, 感染などの良性病変	・厳密に定義を適用すると, この区分のROMは低いと予想される ・細胞所見で腫瘍性変化の証拠に欠ける検体を含む ・炎症, 化生や他の反応性変化 ・反応性リンパ組織を含む（臨床的, 形態的に腫瘍の疑いがある場合はフローサイトメトリーが推奨される）
Ⅲ. 意義不明な異型（AUS） （全唾液腺穿刺吸引細胞診検体の10%以下）；軽度の異型；腫瘍と確定できない	・腫瘍と確定できない検体；検体すべてを検索後なお腫瘍が否定できない場合 ・このような検体の大半は反応性異型あるいは腫瘍成分がわずかしか採取されていない場合である
Ⅳ. 腫瘍	
A. 良性 確立した診断基準にもとづき診断される良性腫瘍にのみ使用する	・この区分には古典的多形腺腫, ワルチン腫瘍, 脂肪腫などが含まれる
B. 良悪性不明な唾液腺腫瘍（SUMP） 腫瘍と診断できる検体；しかし特定の組織型の診断ができない	・この診断は悪性腫瘍を否定できない症例にもちいるべきである ・このような検体の大半は細胞成分に富む良性腫瘍, 細胞異型を示す腫瘍, 低悪性度の癌などである
Ⅴ. 悪性の疑い この区分は悪性を強く疑うが, 明らかに悪性とは確定できない検体にもちいる	・細胞診報告書にはどのような悪性腫瘍を疑うか, あるいは鑑別診断を記載するべきである. ・この区分にはいる検体の大半はその後の組織学的検索では高悪性の癌である（細胞像と組織像の対比のために, 外科的全切除後に腫瘍型と悪性度を亜分類するべきである）
Ⅵ. 悪性 この区分は悪性と診断できる検体にもちいられる	・腫瘍型と悪性度の亜分類をおこなうべきである. 例：低悪性（低悪性粘表皮癌）, 高悪性（唾液腺導管癌） ・'他の'悪性腫瘍—リンパ腫, 転移性腫瘍, 肉腫などもこの区分に含まれ, 特異的診断がなされるべきである.

ROM（risk of malignancy）；悪性の危険度

表 1.2　唾液腺細胞診ミラノシステム；推定される悪性の危険度と推奨される臨床的対応

診断区分	悪性の危険度（％）[a]	対応[b]
Ⅰ．不適正[c]	25	臨床および画像との対比／穿刺吸引細胞診再検
Ⅱ．非腫瘍性	10	臨床的経過観察と画像との対比
Ⅲ．意義不明な異型（AUS）	20[d]	穿刺吸引細胞診再検もしくは外科手術
Ⅳ．腫瘍		
A．腫瘍：良性	＜5	外科手術あるいは臨床的経過観察[e]
B．腫瘍：良悪性不明な唾液腺腫瘍（SUMP）	35	外科手術[f]
Ⅴ．悪性の疑い	60	外科手術[f]
Ⅵ．悪性	90	外科手術[f, g]

診断区分：細胞診報告書に診断区分名なしに診断区分の番号を使用するべきではない
　a）以下の各診断区分における悪性の危険度の範囲は文献より引用されている
　　不適正 0〜67％；非腫瘍性 0〜20％；AUS 10〜35％；腫瘍性：良性 0〜13％；SUMP 0〜100％；悪性の疑い 0〜100％；悪性 57〜100％（Colella et al. [2]；Griffith et al. [3]；Liu et al. [5]；Rossi et al. [6]；Wei et al. [12], Schmidt el al. [20]）
　b）詳細は第 9 章「臨床的対応」参照
　c）検体適正の基準は確立されていない
　d）症例を異型がある，あるいは腫瘍性を確定できないと分類している研究の数は少数である
　e）症例によっては臨床的に経過観察されることがある
　f）術中迅速診断が手術範囲の決定に有用なことがある
　g）手術範囲は悪性腫瘍の種類と悪性度によって異なる

報告様式

　明確なコミュニケーションのために，唾液腺穿刺吸引細胞診報告には，特異的な病変診断に加えて，ROM と関連づけられた，ミラノシステムの一診断区分を含むべきである．
　多形腺腫の穿刺吸引細胞診報告見本：
・標本適正
・判定：腫瘍，良性
・診断：多形腺腫
　ROM（表 1.2 参照）は外科的に切除された症例に基づいて算出されているので，過大に推定されている可能性があり，また出版バイアス，患者集団の偏り，各施設の紹介患者の特性などに影響をうけているかもしれない．よって実臨床における実際の ROM は文献で報告されている幅の中間程度と予想される．
　細胞診報告には以下の項目も含むべきである：
・検体の適否に関する記述
・細胞学的特徴の簡潔な記述
・非腫瘍性病変や腫瘍の特異的診断
・あるいはもし上記ができない場合―病変の分類ができない理由についての簡潔なコメント
　診断区分にはⅠ-Ⅵの番号がついているが，診断区分名なしに診断区分の番号だけで，唾液腺穿刺吸引細胞診報告をおこなうことはすすめられない．それは患者を診療する臨床医と細胞

診断医のコミュニケーションを大きく損なうことになるだろう．

　ミラノシステムの診断区分は，適切な臨床的対応のための，有用で本質的な情報を提供する．診断区分とともに ROM を報告することは任意とされており，個々の病理医や部署の判断に任される．ミラノシステムに掲げられた診断区分についての各章には亜型分類や報告見本の体裁が含まれており，唾液腺穿刺吸引細胞診報告のための有用な指標となりうる．

唾液腺穿刺吸引細胞診の適応

　穿刺吸引細胞診は大唾液腺や小唾液腺の腫瘍の評価において，臨床所見の採取，画像撮影とともに最初に実施される検査である[1-5]．全体的にみると唾液腺腫瘍の大半は耳下腺浅葉に発生し，深葉には少ない．これらの腫瘍の穿刺吸引細胞診を実施する細胞診断医は耳下腺とその周辺組織の基本的な解剖に習熟する必要がある（図 1.1）[21]．穿刺吸引細胞診を受ける患者は，頭頸部の有痛性，無痛性の触知可能な腫瘍や，時として，顔面神経の障害によることの多い部分的な麻痺や知覚異常を訴えることがある[3-6]．あるいは臨床医によって腫瘍が触知されたり画像検査で腫瘍が発見されたりもする．臨床医は時には，触知される腫瘍がない，あるいは画像的に腫瘍が確認できない患者を穿刺吸引細胞診検査に紹介することもあるが，このような症例では検査結果が偽陰性になる可能性があるので穿刺吸引細胞診はすすめられない．

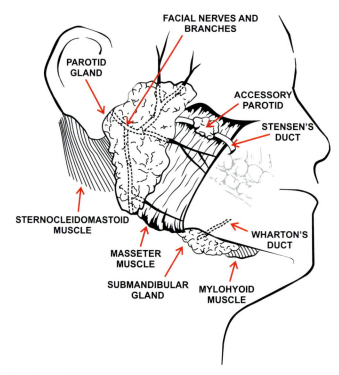

図 1.1　耳下腺と顔面神経の分枝，咬筋，Stensen 管，顎下腺など周辺構造との解剖学的関係．Parotid gland（耳下腺），Facial nerves and branches（顔面神経と分枝），Accessory parotid（副耳下腺），Stensen's duct（Stensen 管），Sternocleidomastoid muscle（胸鎖乳突筋），Masseter muscle（咬筋），arton's duct（Wharton 管），Mylohyoid muscle（顎舌骨筋），Submandibular gland（顎下腺）

（Faquin and Powers[21] より許諾を得て転載）

唾液腺穿刺吸引細胞診の検体採取手技

　唾液腺穿刺吸引細胞診において最も重要な点は適正な検体採取と適切な検体処理である．穿刺吸引細胞診は穿刺吸引手技についてよく訓練された細胞診断医，放射線科医あるいは臨床医によって実施されるのが理想である．超音波は穿刺吸引の有用な補助となり，特に囊胞性病変や触知が難しい腫瘤においては有用であるが，触知可能な腫瘤の穿刺吸引細胞診においては不可欠というわけではない．理想的には，穿刺吸引細胞診は 23 ないしは 25 ゲージ針を通常 10cc の注射器に装着し，しばしば吸引の際に陰圧をかけるための注射器ホルダーをもちいておこなわれる（図 1.2）．時には針のみをもちいておこなうこともできる（French or Zajdela 法）．手技の要点は穿刺後，病変の最深部まで至るようにすばやく針を前後に動かし，必要に応じて吸引をかけ，囊胞液や細胞成分が採取されやすいようにする．できれば Rapid on-site evaluation（ROSE；迅速細胞診断）を実施することが推奨される．その理由は ROSE により検

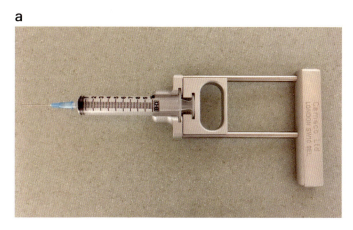

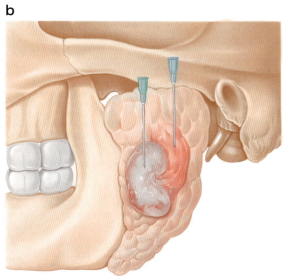

図 1.2　(a) 標準的な穿刺吸引細胞診器具．25 ゲージ針をつけた 10cc の注射器を Cameco シリンジホルダーに装着している．片手で腫瘤を触知，固定し，もう一方の手で Cameco ホルダーを持って病変部を穿刺し陰圧をかけて検体採取をおこなう．(b) Zajdela 法をもちいた吸引のシェーマ．針をもちいて陰圧をかけずに耳下腺の病変を吸引する．（Ms. Antonia Conti, CMI 提供）

体の適正評価を即座におこなうことで再検率を低下させることができ，またセルブロックやフローサイトメトリー，その他必要な補助診断への検体の振り分けが可能になるからである．

　Core needle biopsy-CNB（針生検）は比較的新しい唾液腺病変の診断技術である．針生検では穿刺吸引細胞診よりも大きな組織検体が採取されるので，免疫組織化学や分子生物学的検索のために必要な組織が，セルブロックや検体からの直接擦過細胞診よりも多く得られる可能性がある[9]．しかしながら，顔面神経麻痺や生検部位への腫瘍の播腫などの合併症の増加の可能性を考慮すると，穿刺吸引細胞診が現在なお推奨される標準的手技である．

穿刺吸引細胞診の検体処理

　唾液腺細胞診では乾燥固定とアルコール固定の併用が主であるが，液状細胞診を補助的にもちいてもよい．直接塗抹標本の作製は穿刺吸引細胞診の正診率を極限まで引き上げる助けとなる．乾燥固定標本では，病変内の間質成分，細胞質の特徴，背景の蛋白成分や粘液成分の性質などをより認識しやすい．アルコール固定標本は核の性状や細胞異型を観察するのに有用である．加えてセルブロックの作製は分子生物学的検索など補助診断が必要な症例において有用である．

●穿刺吸引細胞診検体の処理

- 乾燥固定 May-Grünwald-Giemsa あるいは Diff Quik 染色標本（迅速な結果報告が可能，間質成分，細胞質内空胞，背景の粘液がわかりやすい）
- アルコール固定 papanicolaou 染色標本（核の詳細な観察が容易）
- 液状細胞診標本（観察を困難にする血液の除去，核の性状の観察）
- セルブロック（組織化学，免疫組織化学，分子生物学的検索）
- 針洗浄液（フローサイトメトリー，微生物学的検索）

〔文献〕

1. Ahn S, Kim Y, Oh YL. Fine needle aspiration cytology of benign salivary gland tumors with myoepithelial cell participation: an institutional experience of 575 cases. Acta Cytol. 2013;57(6):567–74.
2. Colella G, Cannavale R, Flamminio F, Foschini MP. Fine-needle aspiration cytology of salivary gland lesions: a systematic review. J Oral Maxillofac Surg. 2010;68(9):2146–53.
3. Griffith CC, Pai RK, Schneider F, Duvvuri U, Ferris RL, Johnson JT, Seethala RR. Salivary gland tumor fine-needle aspiration cytology: a proposal for a risk stratification classification. Am J Clin Pathol. 2015;143(6):839–53.
4. Hughes JH, Volk EE, Wilbur DC, Cytopathology Resource Committee, College of American Pathologists. Pitfalls in salivary gland fine-needle aspiration cytology: lessons from the College of American Pathologists Interlaboratory Comparison Program in Nongynecologic Cytology. Arch Pathol Lab Med. 2005;129(1):26–31.
5. Liu CC, Jethwa AR, Khariwala SS, Johnson J, Shin JJ. Sensitivity, specificity, and post-test probability of parotid fine needle aspiration: a systematic review and meta-analysis. Otolaryngol Head Neck Surg. 2016;154(1):9–23.
6. Rossi ED, Wong LQ, Bizzarro T, Petrone G, Mule A, Fadda G, Baloch ZW. The impact of FNAC in the management of salivary gland lesions: institutional experiences leading to a risk-based classification scheme. Cancer Cytopathol. 2016;124(6):388–96.
7. Schmidt RL, Hall BJ, Layfield LJ. A systematic review and meta-analysis of the diagnostic accuracy of ultrasound-guided core needle biopsy for salivary gland lesions. Am J Clin Pathol.

2011;136(4):516–26.
8. Schmidt RL, Narra KK, Witt BL, Factor RE. Diagnostic accuracy studies of fine-needle aspiration show wide variation in reporting of study population characteristics: implications for external validity. Arch Pathol Lab Med. 2014;138(1):88–97.
9. Song IH, Song JS, Sung CO, Roh JL, Choi SH, Nam SY, et al. Accuracy of core needle biopsy versus fine needle aspiration cytology for diagnosing salivary gland tumors. J Pathol Transl Med. 2015;49(2):136–43.
10. Tyagi R, Dey P. Diagnostic problems of salivary gland tumors. Diagn Cytopathol. 2015;43(6):495–509.
11. Wang H, Fundakowski C, Khurana JS, Jhala N. Fine-needle aspiration biopsy of salivary gland lesions. Arch Pathol Lab Med. 2015;139(12):1491–7.
12. Wei S, Layfield LJ, LiVolsi VA, Montone KT, Baloch ZW. Reporting of fine needle aspiration (FNA) specimens of salivary gland lesions: a comprehensive review. Diagn Cytopathol. 2017;45(9):820–7.
13. Layfield LJ, Tan P, Glasgow BJ. Fine-needle aspiration of salivary gland lesions. Comparison with frozen sections and histologic findings. Arch Pathol Lab Med. 1987;111(4):346–53.
14. Novoa E, Gurtler N, Arnoux A, Kraft M. Diagnostic value of core needle biopsy and fine needle aspiration in salivary gland lesions. Head Neck. 2016;38(Suppl 1):E346–52.
15. Eom HJ, Lee JH, Ko MS, Choi YJ, Yoon RG, Cho KJ, et al. Comparison of fine-needle aspiration and core needle biopsy under ultrasonographic guidance for detecting malignancy and for the tissue-specific diagnosis of salivary gland tumors. Am J Neuroradiol. 2015;36(6):1188–93.
16. Mairembam P, Jay A, Beale T, Morley S, Vaz F, Kalavrezos N, Kocjan G. Salivary gland FNA cytology: role as a triage tool and an approach to pitfalls in cytomorphology. Cytopathology. 2016;27(2):91–6.
17. Al-Khafaji BM, Nestok BR, Katz RL. Fine needle aspiration of 154 parotid masses with histologic correlation: Ten-year experience at the university of Texas M.D. Anderson Cancer Center. Cancer. 1998;84(3):153–9.
18. Baloch ZW, Faquin WC, Layfield L. Is it time to develop a tiered classification scheme for salivary gland fine-needle aspiration specimens? Diagn Cytopathol. 2017;45(4):285–6.
19. Rossi ED, Faquin WC, Baloch Z, Barkan GA, Foschini MP, Pusztaszeri M, et al. The Milan System for Reporting Salivary Gland Cytopathology: Analysis and suggestions of initial survey. Cancer Cytopathol. 2017. https://doi.org/10.1002/cncy.21898. [Epub ahead of print].
20. Schmidt RL, Hall BJ, Wilson AR, Layfield LJ. A systematic review and meta-analysis of the diagnostic accuracy of fine-needle aspiration cytology for parotid gland lesions. Am J Clin Pathol. 2011;136(1):45–59.
21. Faquin WC, Powers CN. Salivary gland cytopathology. Essentials in cytopathology, vol. 5. Rosenthal DL, series editor. New York: Springer; 2008.

第 2 章

不適正

Non-Diagnostic

Maria Pia Foschini, Esther Diana Rossi, Kayoko Higuchi, Nirag C. Jhala,
Ivana Kholova, Makoto Urano, Laszlo Vass, and Philippe Vielh

背景

　正確な診断のためには目的の病変から適正な細胞数が採取されることが不可欠である．しかし，唾液腺吸引細胞診においては適正検体の特異的な基準はまだ定められていない．検体が適正かどうかを判断するためには量的および質的な面からの評価がともに重要である[1,2]．多くの要因―吸引手技（超音波ガイドの併用の有無），穿刺針の口径，病変の性状（充実性か囊胞性か），集細胞法および固定法，標本作製時のアーチファクト，観察を困難にする血液やその他の物質の存在などが唾液腺吸引検体が適正か否かに影響をおよぼす．細胞数が十分であっても，もしそれが臨床所見や画像的所見と合致していなければ，それだけでは唾液腺穿刺吸引検体として適正とはいえない[3-6, 18]．穿刺吸引細胞診では，唾液腺の癌から高度異型細胞がごく少数しか採取されていなくても「悪性の疑い」や「悪性」と判断するのに十分な場合もあるし，細胞量が豊富でも非腫瘍性細胞しか採取されていない場合は，その病変を反映していないとして「不適正」に分類される．

　唾液腺穿刺吸引細胞診の適正検体として必要な絶対細胞数については，文献的に確立されておらず検証もなされていない．細胞診断医に対する最近のサーベイによると，多くの診断医が甲状腺ベセスダシステムで推奨されている適正検体の基準―つまり各々10個の細胞集団が最低6個以上―に類似した基準を使用する傾向がある[7,8]．さらなるデータの蓄積がなされるまでは，病変由来の細胞が最低60個あることを妥当で客観的な検体適正の指標とすることが推奨される．検体適正の実際的な基準を設けることにより，たとえそれが経験的な基準であっても，偽陰性率を低く保つことに役立ち，ひいては患者診療の質の向上につながる．他の細胞診報告システムや著者ら自身の経験に基づくと，唾液腺吸引細胞診における不適正検体の比率は全体の約10%以下であるべきと推定される．

定義

　不適正な唾液腺吸引細胞診検体とは質的・量的に，診断に役立つ情報を提供するには不十分な検体である．

第 2 章　不適正

● **診断基準**
- 細胞成分がごくわずかあるいは細胞成分なし（図 2.1）；病変由来の細胞が 60 個以下
- アーチファクトのある不良標本（例：乾燥，血液の混入による観察困難，染色不良など）で，細胞成分の評価が困難（図 2.2，2.3）

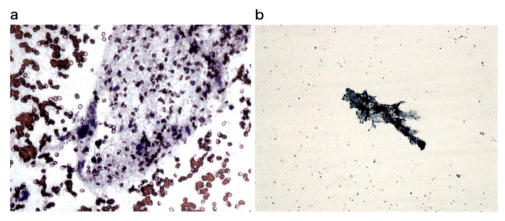

図 2.1　不適正．(a) 血液，破砕物，少数の炎症細胞がみられるが分類には不十分（塗抹標本，Romanowsky 染色）．(b) 血性背景に病的ではない細胞を少数認める細胞数の少ない吸引検体（塗抹標本，Papanicolaou 染色）

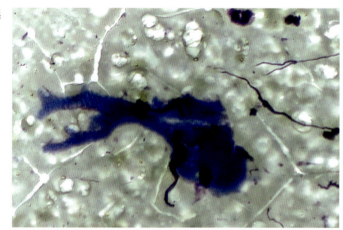

図 2.2　不適正．濃染した非特異的物質，背景に破砕物を含み，乾燥による強いアーチファクトをしめす吸引検体（塗抹標本，Romanowsky 染色）

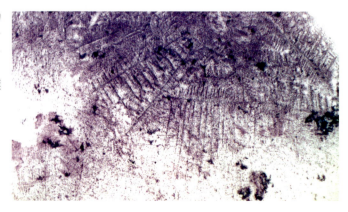

図 2.3　不適正．背景の蛋白物質，破砕物，シダの葉状のアーチファクトを示す細胞成分の少ない吸引検体．病変由来の細胞がみられるが分類には不十分（塗抹標本，Romanowsky 染色）

・臨床的にあるいは画像上明らかな腫瘍があるにもかかわらず非腫瘍性（正常）の唾液腺成分のみが認められる（図 2.4）
・上皮成分を含まない非粘液性嚢胞液は「不適正，嚢胞液のみ」と分類されるべきである（図 2.5）

上記診断基準における例外は以下の通り：

a. 高度の細胞異型を示す吸引検体は「不適正」とは分類できない（第 4 章　意義不明な異型参照）

b. 上皮成分を含まない粘液性嚢胞液は「不適正」ではなく「意義不明な異型（AUS）」と診断されるべきである（第 4 章　意義不明な異型参照）．

c. 上皮成分を含まず多数の炎症細胞が認められる場合は適正と診断されうる．

d. 腫瘍細胞がみられず，腫瘍を示唆する間質成分が認められた場合は「不適正」と分類するべきではない．

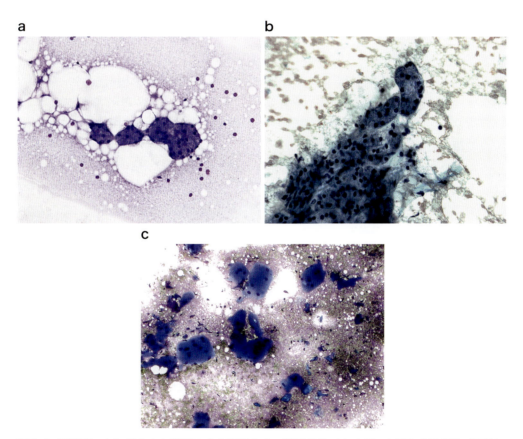

図 2.4　不適正．（a）明らかな腫瘍のある患者からの吸引検体であるが，血液と非腫瘍性（正常）の唾液腺成分のみ認められる（塗抹標本，Romanowsky 染色）．（b）この吸引検体では，一部に導管細胞を含む小葉構造内に非腫瘍性（正常）の唾液腺腺房が認められる．この検体が臨床的に明らかな腫瘍の性状を表しているとは考えられない（塗抹標本，Papanicolaou 染色）．（c）この吸引検体では骨格筋，血液，破砕物が散在性に認められる（塗抹標本，Romanowsky 染色）

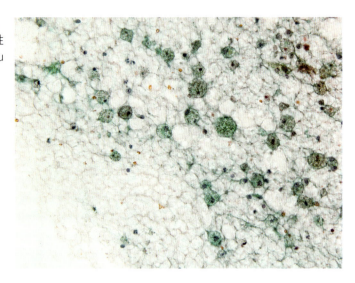

図 2.5　不適正．組織球，破砕物，少数の炎症細胞を含む非粘液性囊胞（塗抹標本，Papanicolaou 染色）

●説明

　唾液腺穿刺吸引細胞診において偽陰性率を下げ，患者を適切にトリアージして治療するためには，適正な細胞数を含む検体を採取することが求められる．検体適正の特異的な基準（たとえば最低必要な細胞数あるいは最低必要な間質成分の量など）は文献的に確立していない[1-16]．著者たちは病変の特徴をあらわす細胞が最低 60 個という細胞数の基準を使用することをすすめる[8, 17]．良性の非腫瘍性唾液腺組織（導管を含む小葉構造内の良性の腺房細胞や他の正常の唾液腺成分）のみを含む穿刺吸引細胞診検体は，一般的には「不適正」と診断されるべきである．なぜならほとんどの場合それらはサンプリングエラーで，対象となっている病変の特徴をあらわしていないからである．特に臨床的にあるいは画像上明確な腫瘤が存在する場合にはそれがあてはまる．しかしながら唾液腺症，副耳下腺，唾石症，脂肪腫症や過誤腫など様々な病変において，非腫瘍性の唾液腺成分しかみられない吸引検体に遭遇しうる[3-6, 11-16]．このような非腫瘍性の病態が唾液腺の腫脹の原因となりうることを認識し，不必要な外科的侵襲や穿刺吸引細胞診の再検を避けるためには，臨床所見との十分な対比が重要である．

　明らかな腫瘤のない両側の唾液腺腫大の穿刺吸引検体で，良性の唾液腺成分のみ認められる場合は，臨床との適切な対比の上で，「不適正」ではなく「非腫瘍性」と分類することができる．慎重を期するならば，サンプリングエラーの可能性がある旨を念のため付記する．

　唾液腺吸引検体が不適正と思われても，細胞異型があれば常に適正とし，「意義不明な異型—AUS」あるいはその他の診断区分に分類するべきである（図 2.6）．これらの症例では診断に至らない理由（例：細胞がごく少数）と異型の性状を記したコメントを付記するべきである．

　唾液腺吸引検体が細胞成分を含まず，多量の間質基質物質のみである場合（図 2.7），唾液腺ミラノシステムの中の「不適正」以外の診断区分に分類すべきである．このような細胞所見を示す吸引検体は，その基質成分の性状からは腫瘍が示唆される．囊胞液のみが採取された場合は，組織球や炎症細胞の有無によらず，粘液性か非粘液性かを区別し，粘表皮癌の可能性があるのか，あるいは囊胞変性を伴う他の唾液腺腫瘍なのかを考慮することが重要である．もし囊胞液の性状が明らかでない場合は注釈を付記するべきである．

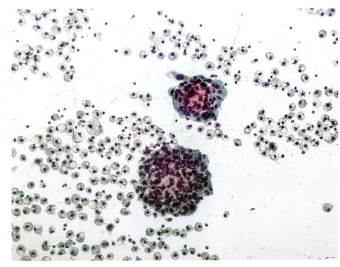

図2.6 意義不明な異型（AUS）．この嚢胞液では組織球とともに異型上皮細胞集団が二個だけ認められる．異型がみられるので，この吸引検体は不適正には分類できない．上皮細胞の数と異型の程度に従って，この検体は「意義不明な異型」，「良悪性不明な唾液腺腫瘍」あるいは「悪性の疑い」のいずれかに分類されるべきである（塗抹標本，Papanicolaou染色）

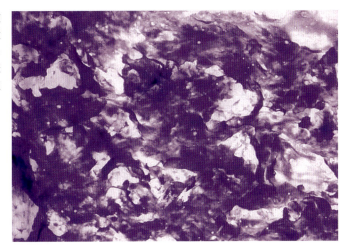

図2.7 腫瘍：良性．この吸引検体では細胞成分を含まない多量の異染性をしめす基質のみがみられる．この所見は腫瘍を意味し，多形腺腫に特徴的である（塗抹標本，Romanowsky染色）

　すべての唾液腺嚢胞の吸引および診断では臨床所見や超音波所見と対比することが最も効果的である．嚢胞液の生化学的検査結果を診断報告に含めてもよい．充実性腫瘍からの唾液腺穿刺吸引検体が不適正な細胞成分とごく少量の粘液物質しか含んでいない場合は「不適正」と分類すべきである．加えて，唾液腺腫瘍からの吸引検体が壊死物質のみで，viableな細胞が含まれていない場合も「不適正」と診断すべきである．このような細胞所見はオンコサイトーマやワルチン腫瘍，癌などの腫瘍に梗塞がおこった可能性を示唆しているので，診断にコメントを

表2.1 注釈あるいはコメントが必要な3種の例

理由	説明
良性の唾液腺組織のみ	「非腫瘍性」の唾液腺成分のみ認められるという所見からは臨床的あるいは画像上の明らかな腫瘤を説明できない
壊死物質のみ	壊死物質のみという所見は「不適正」と考えられるが，腫瘍性病変の可能性もある．臨床および画像との対比が必要である
非粘液性嚢胞内容	臨床的に適応があれば超音波ガイド下の穿刺吸引細胞診の再検が推奨される

図 2.8 不適正．壊死物質と少数の炎症細胞のみがみられる吸引検体は「不適正」に分類されるべきである．壊死物質が腫瘍の梗塞に由来する可能性がある場合，その旨を注釈として加えてもよい（塗抹標本, Romanowsky染色）

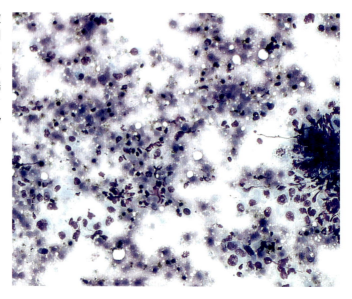

付記してもよい（表2.1）（図2.8）．

●臨床的対応

「不適正」に分類された唾液腺穿刺吸引細胞診検体は再検の適応となる．再び不適正となることを避けるために，超音波ガイドやROSEを用いることが推奨される．このような患者集団にはCTやMRIのような追加の画像検査が有用かもしれない．臨床情報や画像情報から腫瘍あるいは悪性病変の可能性が十分に疑わしいにもかかわらず，くり返し不適正となるような症例では切開生検や外科的切除が推奨されることもある（第9章 臨床的対応参照）．

報告見本

例1（充実性病変）：
細胞成分がごく少数あるいは欠如しているため十分に評価できない
不適正
診断には不十分な細胞量．所見を参照．
所見：臨床的適応があれば超音波ガイド下の穿刺吸引細胞診再検が推奨される．

例2：
非腫瘍性唾液腺成分のみのため十分に評価できない
不適正
非腫瘍性良性唾液腺成分のみ．所見を参照．
所見：「非腫瘍性」の唾液腺成分しかみられず，臨床的あるいは画像上の明らかな腫瘤の説明ができない所見．よって穿刺吸引細胞診検体は臨床的・画像的検査で認められる病変

の特徴を表しているとは考えられない．臨床的に適応があれば超音波ガイド下の穿刺吸引細胞診再検が推奨される．

例 3：
固定時のアーチファクトのため十分に評価できない
不適正
ごく少量の固定不良の細胞，診断には不十分．所見を参照．
所見：本検体は細胞数少量で固定不良のため不適正である．

例 4（囊胞性病変）：
上皮成分や病変由来の細胞がみられないため十分に評価できない—囊胞液のみ
不適正，囊胞液
細胞成分のない，非粘液性囊胞．所見を参照．
所見：臨床的に適応があれば超音波ガイド下の穿刺吸引細胞診再検が推奨される．

〔文献〕

1. Ashraf A, Shaikh AS, Kamal F, Sarfraz R, Bukhari MH. Diagnostic reliability of FNAC for salivary gland swellings: a comparative study. Diagn Cytopathol. 2010;38(7):499–504.
2. Contucci AM, Corina L, Sergi B, Fadda G, Paludetti G. Correlation between fine needle aspiration biopsy and histologic findings in parotid masses. Personal experience. Acta Otorhinolaryngol Ital. 2003;23(4):314–8.
3. Mairembam P, Jay A, Beale T, Morley S, Vaz F, Kalavrezos N, Kocjan G. Salivary gland FNA cytology: role as a triage tool and an approach to pitfalls in cytomorphology. Cytopathology. 2016;27(2):91–6.
4. Naz S, Hashmi AA, Khurshid A, Faridi N, Edhi MM, Kamal A, Khan M. Diagnostic role of fine needle aspiration cytology (FNAC) in the evaluation of salivary gland swelling: an institutional experience. BMC Res Notes. 2015;8:101–5.
5. Raymond MR, Yoo JH, Heathcote JG, McLachlin CM, Lampe HB. Accuracy of fine-needle aspiration biopsy for Warthin's tumours. J Otolaryngol. 2002;31(5):263–70.
6. Rossi ED, Wong LQ, Bizzarro T, Petrone G, Mule A, Fadda G, Baloch ZM. The impact of FNAC in the management of salivary gland lesions: institutional experiences leading to a risk based classification scheme. Cancer Cytopathol. 2016;124(6):388–96.
7. Rossi ED, Faquin WC, Baloch Z, Barkan GA, Foschini MP, Pusztaszeri M, et al. The Milan System for Reporting Salivary Gland Cytopathology: analysis and suggestions of initial survey. Cancer Cytopathol. 2017;125(10):757–66.
8. Ali SZ, Cibas ED, editors. The Bethesda system for reporting thyroid cytopathology: definitions, criteria and explanatory notes. New York: Springer; 2010.
9. Jain E, Gupta R, Kudesia M, Singh S. Fine needle aspiration cytology in diagnosis of salivary gland lesions: a study with histologic comparison. Cytojournal. 2013, Jan 31;10:5.
10. Stewart CJR, MacKenzie K, McGarry GW, Mowat A. Fine-needle aspiration cytology of salivary gland: a review of 341 cases. Diagn Cytopathol. 2000;22(3):139–46.
11. Zbären P, Guélat D, Loosli H, Stauffer E. Parotid tumors: fine-needle aspiration and/or frozen section. Otolaryngol Head Neck Surg. 2008;139(6):811–5.
12. Costas A, Castro P, Martin-Granizo R, Monje F, Marron C, Amigo A. Fine needle aspiration biopsy (FNAB) for lesions of the salivary glands. Br J Oral Maxillofac Surg. 2000;38(5):539–42.
13. Griffith CC, Pai RK, Schneider F, Duvvuri U, Ferris RL, Johnson JT, Seethala RR. Salivary gland tumor fine needle aspiration cytology. A proposal for a risk stratification classification. Am J Clin Pathol. 2015;143(6):839–53.

14. Tyagi R, Dey P. Diagnostic problems of salivary gland tumors. Diagn Cytopathol. 2015;43(6):495–509.
15. Faquin WC, Powers CN. Salivary gland cytopathology. Essentials in cytopathology, vol. 5. Rosenthal DL, series editor. New York: Springer; 2008. p. 41–80.
16. DeMay RM. Salivary gland. In: The Art & Science of Cytopathology, vol. 2. 2nd ed. Chicago: ASCP Press; 2012. p. 775–838.
17. Cibas ES, Ali SZ, NCI Thyroid FNA State of the Science Conference. The Bethesda system for reporting thyroid cytopathology. Am J Clin Pathol. 2001;132(5):658–65.
18. Wang H, Fundakowski C, Khurana JS, Jhala N. Fine-Needle aspiration biopsy of salivary gland lesions. Arch Pathol Lab Med. 2015;139(12):1491–7.

第 3 章

非腫瘍性

Non-Neoplastic

William C. Faquin, Massimo Bongiovanni, Fabiano Mesquita Callegari,
Sule Canberk, Tarik M. Elsheikh, Daniel F.I. Kurtycz, Oscar Lin,
and Marc Pusztaszeri

背景

　唾液腺領域における非腫瘍性病変は比較的多く，明瞭な腫瘤を形成して腫瘍類似の所見をしめすことがある[1-5]．急性唾液腺炎および肉芽腫性病変を含む慢性唾液腺炎は最もよくみられる非腫瘍性病変である[6]（表 3.1）．急性唾液腺炎は通常細菌感染により惹起され，その特徴的

表 3.1　唾液腺炎の原因

〔急性〕
・化膿性
黄色ブドウ球菌
連鎖球菌
・非化膿性
パラミクソウイルス
サイトメガロウイルス
EB ウイルス
〔慢性〕
・閉塞性唾液腺腫大
結石
外傷
感染
放射線，腫瘍，IgG4 関連疾患など他の原因による導管の閉塞
〔肉芽腫性〕
・閉塞性唾液腺腫大
結石，漏出したムチン，分泌物
腫瘍など他の原因による導管の閉塞
・特異的炎症
抗酸菌性
ネコひっかき病
トキソプラズマ
野兎病
真菌性
・サルコイドーシス
・全身性疾患
ウェゲナー肉芽腫症（多発血管炎性肉芽腫症）
クローン病

な臨床像から，穿刺吸引細胞診で採取されることはまれである．慢性唾液腺炎は唾液腺導管の閉塞をきたす病変，特に唾石症によって引きおこされることが多いが，時には IgG4 関連自己免疫性疾患のような全身疾患に関連して発症することもある．唾液腺における肉芽腫性炎症はまれで，原因としては粘液嚢腫，感染，サルコイドーシスなどが挙げられる[7-12]．

「非腫瘍性」に分類される唾液腺吸引検体における悪性の危険度［ROM］は，研究間で 0 〜 20％と差があるが，平均 10％である[8-13]．悪性の危険度を解釈する場合に重要なことは，この患者集団の属性として，往々にして悪性の疑いの下に唾液腺穿刺吸引細胞診の対象として選ばれているという点である．また非腫瘍性唾液腺病変の多くは，背景にある腫瘍により二次性に発生した病変の可能性がある．ミラノシステムの目的の一つは検査精度の向上である．唾液腺穿刺吸引細胞診を「非腫瘍性病変」として報告する際は，臨床および画像所見と注釈意深く対比し，偽陰性というピットフォールを避ける必要がある．

定義

「非腫瘍性」という用語は，炎症にともなう急性や慢性の反応や構造の変化，感染などを含み，良性の非腫瘍性病変に対して用いられる．「非腫瘍性」という用語は入手可能な臨床および画像情報と対比した上で使用する．

● 唾石症

唾石症（導管内結石）はしばしば唾液腺腫大や疼痛を伴い，腫瘍類似の臨床症状をしめす[6]．結石は主にリン酸カルシウム及び炭酸カルシウムと他の微量の成分から形成されている．唾石症は顎下腺に最も多く（ワルトン管に 80％），次に耳下腺（ステンセン管に約 20％）が続き，舌下腺には非常にまれである．CT 等の画像検索は導管内結石やそれによる導管拡張の検出に大変優れている．

診断基準
・細胞が少ない吸引検体
・腺房細胞がないまたはわずかである
・良性の導管細胞集団および／または扁平上皮化生細胞，線毛細胞，粘液細胞
・炎症生背景（粘液の有無は問わない）
・石灰化（結石の破片）

説明

発症後極めて初期においては，唾石症により腫大した唾液腺腫瘤から採取された吸引検体では正常の唾液腺組織しか見られないことがある．この様な場合は主にはサンプリングエラーと考えられがちである．経過の長い症例の場合は慢性炎症（慢性唾液腺炎）や導管上皮の扁平上皮化生，唾液腺実質の萎縮などが認められる（図 3.1）．臨床および画像所見がある場合，唾石症の診断は通常容易である．約 50％の穿刺吸引細胞診検体では結石の破片や結晶破砕物が観察される（図 3.2）．しかし結石の破片が認められず，扁平上皮化生や粘液上皮化生といっ

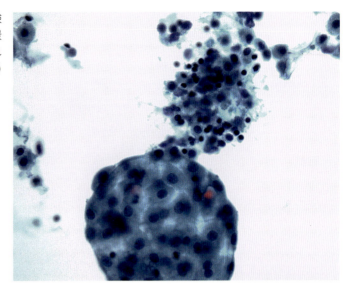

図 3.1 非腫瘍性. 唾石症吸引検体. 急性および慢性炎症を背景に, 化生性導管細胞集塊が含まれる (塗抹標本, Papanicolaou 染色)

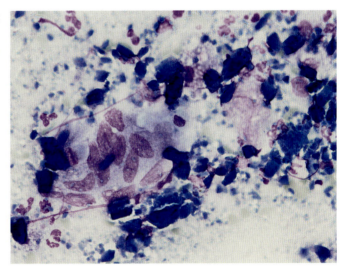

図 3.2 非腫瘍性. 唾石症吸引検体. 結石成分と多核巨細胞が認められる (塗抹標本, Papanicolaou 染色)

た上皮の変化や粘液性背景が観察される場合は, 低悪性度粘表皮癌との鑑別が困難なことがある (第 7 章を参照). 異型をしめす扁平上皮化生細胞が観察された際は扁平上皮癌の転移の可能性を鑑別にあげなければならないが, 唾石症では細胞異型の程度は通常軽度である (図 3.3). 場合によっては, 説明を付記して, 「意義不明な異型 (AUS)」と診断する必要があるかもしれない (第 4 章 意義不明な異型を参照).

● **急性唾液腺炎**

　急性唾液腺炎は耳下腺に最もおこりやすく, 顎下腺がそれに次いで多い[6, 14]. 通常は典型的な臨床症状から診断され抗菌薬投与によって治療されるので, 穿刺吸引細胞診で評価されることはまれである. 化膿性の場合と非化膿性の場合があり, 急性化膿性唾液腺炎は黄色ブドウ球菌や連鎖球菌等の口腔内細菌によって引きおこされることが最も多い. 脱水, 不良な口腔衛生, 栄養失調, 口腔内腫瘍, 肝硬変, 糖尿病を伴う高齢者におこりやすい. 急性非化膿性唾液腺炎

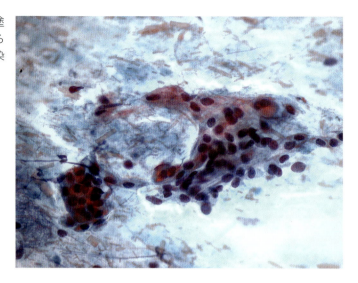

図 3.3 非腫瘍性．唾石症吸引塗抹標本．化生性導管細胞が認められる（塗抹標本，Papnicolaou 染色）

は小児に多く，パラミキソウイルス（ムンプス），サイトメガロウイルス，EB ウイルス（単核球症）を含むウイルス感染により発症する．さらに，唾石による顎下腺導管（ワルトン管）の閉塞や狭窄に付随する二次的な急性唾液腺炎の報告がある．

診断基準
・多数の好中球±細菌（図 3.4）
・組織球
・炎症細胞を含む壊死性破砕物（化膿性）
・肉芽組織（晩期）

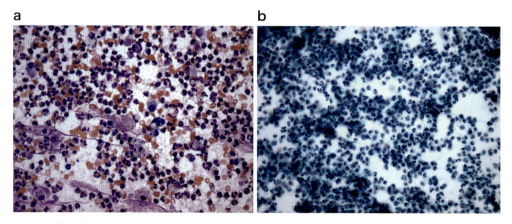

図 3.4 非腫瘍性．急性唾液腺炎吸引検体　(a)（塗抹標本，Romanowsky 染色）(b)（Papanicolaou 染色）．組織球が点在し，背景の壊死物とともに高度の急性炎症所見がみられるが，腫瘍性変化を示唆する所見は認められない．吸引検体が病変をあらわしているかどうかを確認するためには，臨床的経過観察と画像との対比が必要

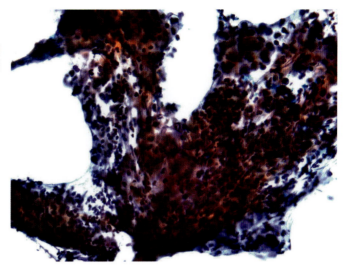

図 3.5　非腫瘍性．塗抹標本は，高度な急性唾液腺炎を背景に，一部で反応性異型を伴う導管細胞（右上）がみられる（塗抹標本，Papanicolaou 染色）

説明

　まれにではあるが急性唾液腺炎において潜在性の腫瘍性疾患がないかを調べるために穿刺吸引細胞診（通常痛みを伴う）が行われる．高悪性度の癌では急性唾液腺炎様の臨床所見をしめすことがあるので，炎症の消退後に腫瘤が残存している場合には穿刺吸引を行うべきである．逆に導管細胞の急性炎症に対する反応性異型や変性所見を腫瘍性変化と過大評価しないような注意喚起も必要である（図 3.5）．細菌に対する特殊染色や微生物培養，感受性テスト等も有用である．

●慢性唾液腺炎（IgG4 関連疾患を含む）

　慢性唾液腺炎は基本的に顎下腺に発症する病態である[15]．中年に多く，わずかに男性優位である．臨床経過や身体所見によりしばしばその診断が示唆されるが，中には腫瘍様の固い腫瘤を形成するものもある．それは唾石により生じる主導管閉塞と強い関連がある．他に導管閉塞や慢性唾液腺炎を生じうる原因としては，放射線，手術，外傷，自己免疫異常，摂食障害等が含まれる．慢性閉塞性唾液腺炎，慢性反復性唾液腺炎，慢性硬化性唾液腺炎が主な 3 つの病型である．慢性硬化性唾液腺炎はキュットナー腫瘍として知られており，限局性もしくは全身性 IgG4 関連疾患の一部であることもある．慢性硬化性唾液腺炎はしばしば両側に発症し唾液腺全体に硬化をきたす．IgG4 陽性形質細胞の出現や血清 IgG4 抗体価の上昇がみられた場合は，IgG4 関連疾患の可能性があり，疾患特異的な臨床像と組織学的診断基準に従って診断される．

診断基準

・細胞数が少ない
・導管細胞の小集塊，類基底細胞あるいは化生性変化をしめすこともある
・腺房細胞はみられないか極めて少数
・慢性炎症（リンパ球および形質細胞を含む）
・線維性間質の破片

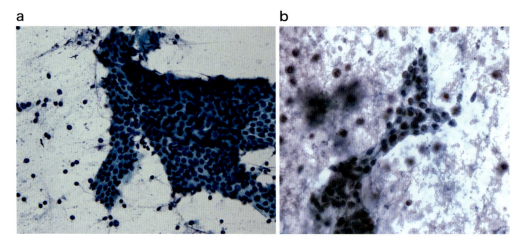

図3.6 非腫瘍性．(a) 慢性唾液腺炎吸引検体．異型に乏しい導管細胞のシート状集塊がみられる．(b) 慢性唾液腺炎吸引検体．導管細胞に反応性の異型を認める（塗抹標本，Papanicolaou染色）

図3.7 非腫瘍性．慢性唾液腺炎の塗抹標本．背景に慢性炎症所見をともなって，小型で萎縮性の類基底細胞導管細胞集団がみられる；これを基底細胞性腫瘍と誤診しないように注意する（塗抹標本，Papanicolaou染色）

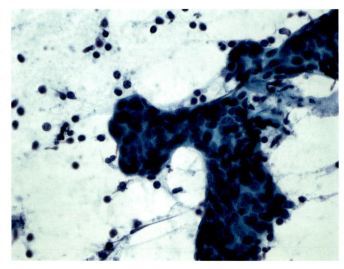

説明

　腺房細胞を含まず細胞数の少ない吸引検体，結合性のある小型の導管集団，軽度の慢性炎症の組み合わせは慢性唾液腺炎に特徴的である（図3.6）が，病変を表していない穿刺吸引細胞診像である可能性を除外するために，臨床および画像との対比が必要である．慢性唾液腺炎で最も陥りやすいピットフォールは，化生や萎縮をしめす導管細胞（図3.7）を類基底細胞腫瘍と誤診することである（第4章参照）．逆に，慢性唾液腺炎では，類基底細胞腫瘍にみられるほどの細胞量や立体的な上皮性大集団はみられない．

　結石の破片や炎症細胞に加え，一部の慢性唾液腺炎や炎症をともなう良性の囊胞では，非複屈折性で，長方形や針状，菱形の形態をとるアミラーゼの類結晶が認められる（図3.8）[16,17]．アミラーゼの類結晶は主に良性の非腫瘍性病変にみられるが，時にワルチン腫瘍や多形腺腫に認められたという報告もある．アミラーゼの類結晶を含む炎症症例では，腫瘍性病変を除外す

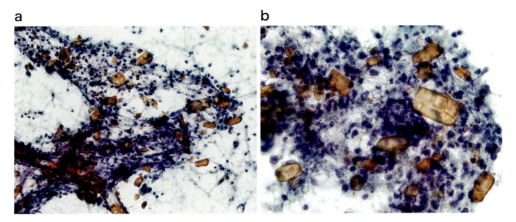

図3.8　非腫瘍性．アミラーゼ結晶（a, b）は長方形，針状，菱形，板状の非複屈折性結晶構造である．本症例のような非腫瘍性炎症性病変に付随することが最も多い（塗抹標本，Papanicolaou染色）

るために臨床および画像との対比が必要であるというコメントを診断に含むことが重要である．唾液腺の吸引検体でみられるその他の類結晶には，花びら型のチロシン結晶，コラーゲン結晶，シュウ酸カルシウム結晶等がある．アミラーゼ結晶とは異なり，チロシン結晶はより高頻度に腫瘍性病変にみられ，多形腺腫に最も多いが時に悪性腫瘍でも認められる[17]．

●肉芽腫性唾液腺炎

　肉芽腫性炎症が唾液腺実質や周辺リンパ節におこることがある．患者は通常緩徐に発育する腫瘤を呈する[14]．閉塞性唾液腺症により導管外に漏出した粘液主体の内容物に対する反応であることが多いが，特異的な感染症（抗酸菌感染，放線菌症，ネコひっかき病，トキソプラズマ症，野兎病），やや頻度は低いがサルコイドーシスのような全身性肉芽腫性疾患に起因することもある．きわめてまれにHodgkinリンパ腫，T細胞性リンパ腫，癌の転移（例えば鼻咽頭癌）等の腫瘍性変化によって肉芽腫性炎症がおこることもある．

診断基準
・細胞数が少ない（ごくわずかな腺房細胞および導管細胞）
・類上皮細胞の集団
・さまざまな量の急性および慢性炎症細胞
・±多核巨細胞
・±背景の壊死物

説明
　肉芽腫性唾液腺炎の診断は，類上皮細胞集団の同定をもってなされる（図3.9a）．導管内容の漏出を伴う閉塞性唾液腺症は肉芽腫性反応の最多の原因であり，その際の閉塞は結石，あるいはやや頻度は低いが腫瘍により生じることもある．肉芽腫がより目立つ症例では，中等度の

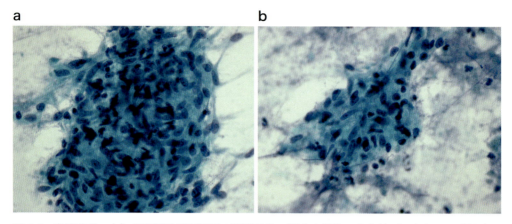

図 3.9 非腫瘍性.（a）肉芽腫性唾液腺炎の吸引検体．類上皮細胞の大集塊がみられる：感染症の除外が必要．（b）サルコイドーシスの吸引検体．緩い結合性をしめす類上皮細胞集塊がみられ，通常壊死性背景を欠く（非乾酪性）（塗抹標本，Papanicolaou 染色）

　好酸性細胞質と湾曲した核をもつ類上皮細胞を上皮性腫瘍と見誤らないように注意すべきである．抗酸菌感染（結核性および非結核性）は感染性肉芽腫性唾液腺炎の原因として最も頻度が高いが抗酸菌染色ではまれにしか陽性とならない．その他の唾液腺肉芽腫性感染症はまれである．ネコひっかき病や野兎病は化膿性肉芽腫性唾液腺炎をともない，中心の膿瘍を取り囲んで類上皮細胞が柵状に配列し，混合性慢性炎症所見もみられる．感染を疑う場合は，セルブロックや液状細胞診検体を用いて特殊染色を実施できる．さらに，細胞診断医は細胞検体を微生物培養や PCR 検査に提出することを考慮すべきであり，そうしないと患者は追加検体採取のために再度の穿刺吸引細胞診を受けることになる．

　サルコイドーシス（図 3.9b）は肉芽腫性唾液腺炎をおこす全身性疾患として最も頻度が高い．吸引検体には結合性の緩い類上皮細胞の集合がみられ，通常壊死性背景はみられない（非乾酪性）．サルコイドーシスは除外診断であり，感染症を否定するためには特殊染色ともに，臨床所見や微生物学的検査との対比が必要である．

●反応性リンパ節過形成

　耳下腺内および耳下腺周囲のリンパ節腫大は，非腫瘍性唾液腺腫瘤としてよくみられる（表 3.2）．良性病変である確認や感染症の診断，また転移性病変やリンパ腫を否定するためにしばしば穿刺吸引細胞診がおこなわれる．耳下腺リンパ節過形成の原因は非特異的であったり，顕性または不顕性の，顔面皮膚や頭皮の細菌性・ウイルス性感染によるものであったりする．伝染性単核球症，結核，ネコひっかき病等も他の病変同様に反応性リンパ節過形成をおこしうる．

表 3.2 反応性リンパ節過形成の原因

・非特異的
・特異的
細菌および真菌によるリンパ節炎
伝染性単核球症
抗酸菌性リンパ節炎
ネコひっかき病
サルコイドーシス
Rosai-Dorfman 病（sinus histiocytosis with massive lymphadenopathy）
菊池病（組織球性壊死性リンパ節炎）

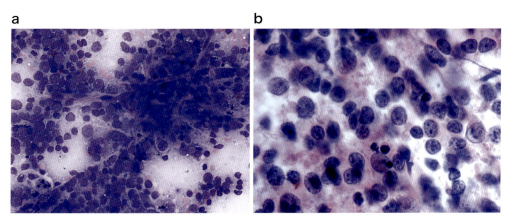

図3.10　非腫瘍性．反応性リンパ過形成の吸引検体（a）（塗抹標本，Romanowsky 染色）（William Geddie, MD, Laboratory Medicine & Pathology，University of Toronto，Toronto 提供）（b）（塗抹標本，Papanicolaou 染色）多くの小型および中型リンパ球と濾胞樹状細胞が混在する．ポリクローナル性を確認するためにフローサイトメトリーを併用してもよい

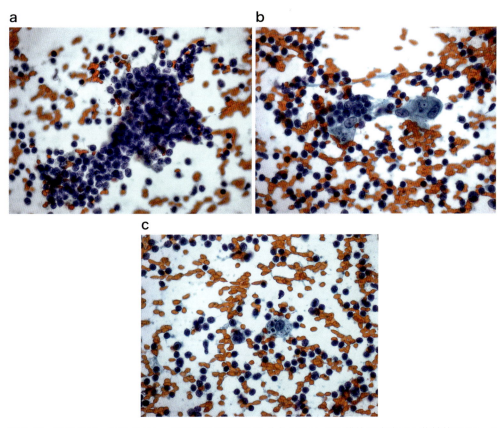

図3.11　非腫瘍性．反応性リンパ過形成の吸引検体（a）胚中心の組織片に由来する集塊状のリンパ球集団と濾胞樹状細胞がみられる．（b，c）小型成熟リンパ球が優勢で少数の濾胞樹状細胞を混じる背景に，核破砕物貪食組織球が観察される（塗抹標本，Papanicolaou 染色）

診断基準

　反応性リンパ節過形成の吸引検体では通常細胞量は豊富で以下のものを含む（図 3.10，3.11）．
・小型成熟リンパ球優位の多彩なリンパ球
・核破砕物貪食組織球
・胚中心を反映するリンパ球・組織球集簇
・背景の lymphoglandular bodies

説明

　リンパ球，核破砕物貪食組織球，樹状細胞など多彩な細胞の出現は反応性リンパ過形成を示唆する．ほとんどの場合，小型成熟 B リンパ球および T リンパ球が優勢である．フローサイトメトリーや免疫組織化学による出現細胞のポリクロナリティの証明とともに臨床所見との対比が必要である．高齢者，径が 3cm 以上のリンパ節，多発リンパ節腫大，癒合したリンパ節からの吸引検体を評価する際は特に注意が必要である．さらに，シェーグレン症候群のような自己免疫性疾患をもつ患者は耳下腺原発の悪性リンパ腫を発症するリスクが高い．時に反応性リンパ過形成において，リンパ球であれ組織球であれ（図 3.12），大きめの細胞の比率が増加していることがあり，そういった場合は AUS と診断されることになる．EB ウイルスによる伝染性単核球症では著明な異型細胞がみられることがある．またある種のリンパ腫の吸引検体では反応性リンパ過形成類似の多彩な細胞像を呈することに留意することが重要である．たとえば節外性濾胞辺縁帯リンパ腫，Hodgkin リンパ腫，T 細胞リンパ腫の一部，T-cell rich B-cell lymphoma などがこれにあたる．唾液腺リンパ節の吸引検体でリンパ腫が鑑別に挙がる場合は，常に未固定検体の一部を用いてフローサイトメトリーを行うことが強く推奨される．

　リンパ節腫大をきたす患者に対しては臨床所見との対比と経過観察が重要で，「リンパ節腫

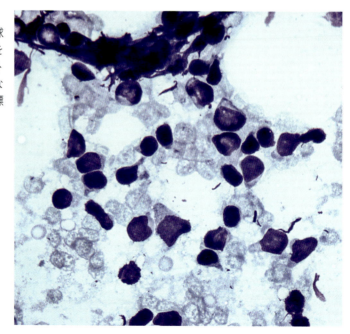

図 3.12　意義不明な異型（AUS）．リンパ節吸引検体．大型リンパ球の割合が増している．リンパ腫を除外するためのフローサイトメトリーを実施しない場合，この様な検体は AUS に分類する（塗抹標本 Romanowsky 染色）

大が継続する際には追加検査が推奨される」と付記することは有用である．免疫表現型解析が実施されていない場合やHodgkinリンパ腫のようにフローサイトメトリーが陰性であるリンパ腫においては特に有用である．

●良性リンパ上皮性疾患／リンパ上皮性唾液腺炎（Lymphoepithelial sialadenitis: LESA）

リンパ上皮性唾液腺炎（LESA）は，唾液腺実質の萎縮を伴うリンパ球浸潤と，上皮内リンパ球浸潤を伴う導管過形成をしめす病巣により特徴づけられる良性疾患である（図3.13）．本疾患は自己免疫性疾患で，シェーグレン症候群にともない，女性に多く，90％が耳下腺に生じる．定型では両側に発生するが，一側が他側より高度に侵されることもある．患者は再発性の，そしてしばしば進行性で種々の程度の不快感や痛みをともなう耳下腺腫大を経験する．シェーグレン症候群を背景にもつ患者では悪性リンパ腫，特に節外性辺縁帯リンパ腫の発症リスクが高い．

診断基準

LESAに極めて特徴的な細胞学的所見として：
・細胞成分に富む吸引検体
・結合性の保たれたシート状導管細胞集塊（しばしば扁平上皮化生をともなう）と上皮細胞のシート内にしみこむように浸潤する小型成熟リンパ球からなるリンパ上皮性病変（図3.14）
・小型成熟リンパ球が優位で，リンパ球，樹状細胞，核破砕物貪食組織球が混在
・リンパ球と組織球の集簇
・腺房細胞は通常見られない

説明

LESAの吸引検体にみられるリンパ上皮性病変はしばしば扁平上皮化生をしめす．導管上皮

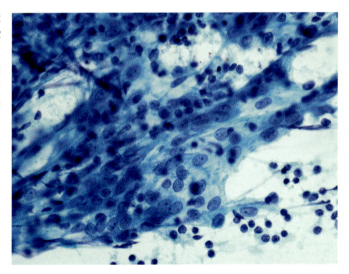

図3.13 非腫瘍性．本吸引検体はリンパ上皮性唾液腺炎のリンパ上皮性病変をしめし，異型に乏しいシート状導管上皮細胞集塊内に小型リンパ球が混在して認められる（塗抹標本，Papanicolaou染色）

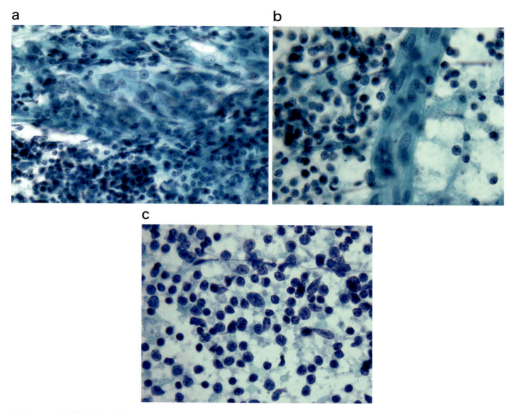

図 3.14　非腫瘍性．(a) リンパ上皮性唾液腺炎のリンパ上皮性病変（LESA）ではシート状の導管細胞に扁平上皮化生をしめすことがある．(b) 小型成熟リンパ球と共に血管が認められる．(c) LESA に出現するリンパ球は小型の成熟リンパ球が優位で多彩である（塗抹標本，Papanicolaou 染色）

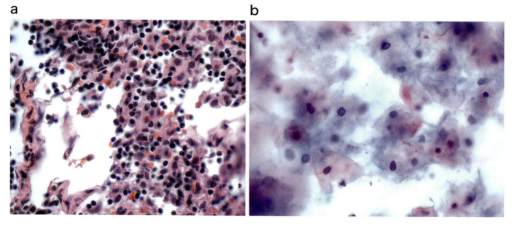

図 3.15　非腫瘍性．(a) リンパ上皮性嚢胞の吸引検体．多彩なリンパ球と種々の量の樹状細胞が混在する．(b) 時に有核または無核の多数の扁平上皮細胞を含む嚢胞内容のみが採取されることがある．扁平上皮癌を除外するために臨床的背景の把握が重要である（塗抹標本，Papanicolaou 染色）

細胞は，核が腫大し，種々の程度に核小体が明瞭になる等，全体として再生上皮類似の一様な異型をしめす．LESA という臨床情報なしに細胞所見を観察すると，癌のリンパ節転移の可能性が鑑別にあがる症例もある．転移性上皮性悪性腫瘍と異なり，LESA の吸引検体にみられる上皮細胞では核の高度の多形性や核分裂像，クロマチンの増加はみられず，背景の壊死を欠く．LESA の患者は原発性リンパ腫発症のリスクがあるため，フローサイトメトリーを用いての吸引検体のポリクロナリティの評価や異型リンパ球が出現していないかに注意を払うべきである．

LESA はしばしば充実性であるのに対し，リンパ上皮性嚢胞（HIV 関連を含む）の吸引検体は，タンパク成分に富む嚢胞内容で，LESA でみられる大型のシート状リンパ上皮性集塊を欠き，変性した扁平上皮細胞，角化物，リンパ球やリンパ球・組織球の集簇などが混在する（図3.15）．嚢胞内面に線毛を有する腺系細胞の被覆がみられる症例もある．中年〜高齢患者の場合は扁平上皮癌の転移の除外に注意しなくてはならないが，癌の場合は通常リンパ上皮性嚢胞でみられるよりも高度な扁平上皮の異型が認められる．

●時に「非腫瘍性」と分類される疾患

・唾液腺症

唾液腺症（sialadenosis, sialosis）はまれな，持続性の，非炎症性かつ非腫瘍性の唾液腺腫大である[7]．唾液腺症は主に耳下腺に発症し，しばしば両側性におこるが，時に顎下腺にも発症する．唾液腺症は通常ほとんどが背景に，糖尿病，甲状腺機能低下症，栄養失調症，肥満，妊娠，アルコール依存症，肝硬変，HIV 感染，薬剤性（特に降圧薬）等の全身性疾患をともなう．臨床的に緩徐な唾液腺腫脹を呈し，明らかな腫瘤を形成することなく，通常無痛性である．

診断基準（図 3.16）
・細胞成分に富む吸引検体
・腫大（肥大）した腺房細胞の集塊
・正常の腺房構造は保持される
・背景の裸核状腺房細胞核
・線維脂肪組織
・腫瘍性，嚢胞性，炎症性疾患を示唆する所見の欠如

説明

唾液腺症における腺房サイズの腫大を穿刺吸引細胞診で認識することは困難であるが，本病態は臨床的には疑いうるものである．細胞診断上の主な鑑別診断がサンプリングエラーであるため，唾液腺症の診断の際には臨床所見や画像との対比が不可欠である（「非腫瘍性」，第2章不適正参照）．それゆえ非腫瘍性の唾液腺組織のみを含む吸引検体が採取された場合，明瞭な腫瘤があれば細胞診断医は通常，不適正（サンプリングエラーを示唆する）と分類し，明瞭な腫瘤がみられず適切な臨床画像情報がある場合は「非腫瘍性」とする．いずれの場合でも，サンプリングエラーの可能性がある旨のコメントの記載が強く推奨される（報告見本参照）．

唾液腺症では多数の腺房細胞が出現するので，本疾患を高分化型腺房細胞癌と混同しないよ

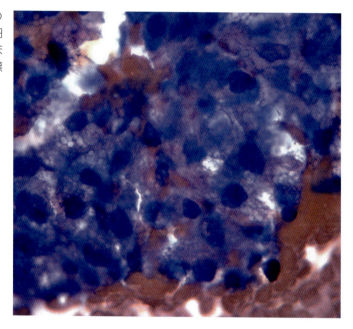

図3.16 非腫瘍性．唾液腺症の吸引検体．大型の空胞状腺房細胞集塊を認める．診断には臨床との対比が必要である（塗抹標本，Romanowsky染色）

うに注意しなければならない（第7章参照）．最も重要なのは，唾液腺症における細胞は，正常導管構造を含み細胞学的，組織学的な細胞構築を保つが，腺房細胞癌の腫瘍細胞はそうではない．唾液腺症と鑑別を有するその他の疾患としては，副耳下腺，過誤腫，脂肪腫／脂肪腫症，唾石症がある．副耳下腺組織は臨床的には腫瘤像を呈し，咬筋上に存在する耳下腺管（ステンセン管）に沿ってどこにでも存在しうる．

● オンコサイトーシス

オンコサイトーシスは主に高齢者に発症する．本疾患は腺房と導管細胞が様々な程度の好酸性化生をしめす過形成性変化と考えられている（図3.17）．好酸性変化の程度に応じて，オン

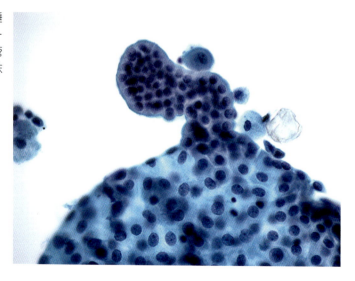

図3.17 非腫瘍性．多結節性唾液腺病変からの吸引検体．シート状のオンコサイトの集団と導管上皮集団が移行をしめす（塗抹標本，Papanicolaou染色）

コサイトーシスとオンコサイトーマ（真の腫瘍性病変）の両者は臨床的および組織学的にオーバーラップするので，これらを区別することはしばしば不可能である[20]．それゆえに，ほとんどのオンコサイトーシスの穿刺吸引細胞診は「腫瘍性病変；良悪性不明な腫瘍（SUMP）」に分類される（第5章　腫瘍参照）．

診断基準
・好酸性顆粒状の豊富な細胞質を持つ腺房細胞および導管細胞
・腺房と導管細胞の正常な細胞構築が保たれている
・様々な量の良性導管細胞および線維脂肪組織がみられる
・腫瘍，囊胞，炎症性病変を示唆する所見がみられない

説明
　唾液腺におけるオンコサイトーシスは加齢とともに頻度があがる．鑑別診断としてはオンコサイトーマとともに多形腺腫，粘表皮癌を含む他の原発性唾液腺腫瘍に生じた好酸性変化があげられる．好酸性変化をしめす腺房および導管細胞が混在し，「正常の」構築パターンで出現していると認識することが，オンコサイトーシスと好酸性変化を伴う腫瘍とを間違わないための鍵である．

臨床的対応
　穿刺吸引細胞診において「非腫瘍性」と診断された唾液腺病変は，身体所見や画像検査による再検を行って臨床的に経過観察されるべきである．臨床的あるいは画像的に変化が生じた場合は，特にこの診断区分の症例におけるサンプリングエラーのリスクを考慮して，すみやかに穿刺吸引細胞診の再検をすべきである．

報告見本

例1：
検体適正
非腫瘍性
多くの急性炎症所見および反応性変化がみられ急性唾液腺炎として矛盾しない．所見参照．
所見：微生物学的検査との対比が推奨される．

例2：
細胞成分がごく少数のため十分に評価できない．
非腫瘍性
慢性唾液腺炎として矛盾しない．所見参照．
所見：吸引検体が病変をあらわしているかどうかを確認するために臨床および画像所見と

の対比が推奨される.

例3:
検体適正
非腫瘍性
肉芽腫性炎症.所見参照のこと.
所見:急性および慢性炎症と共に非乾酪性肉芽腫が見られる.閉塞性唾液腺症に付随する非特異的反応,感染,サルコイドーシスなどが鑑別にあげられる.微生物学的検査との対比が推奨される.

例4:
検体適正
非腫瘍性
反応性リンパ過形成として矛盾しない.所見参照.
所見:フローサイトメトリーの結果は良性であり,診断を支持する.臨床的な経過観察が推奨され,リンパ節腫大が継続するようであれば追加の評価が必要かもしれない.

例5:
検体適正
非腫瘍性
リンパ上皮性唾液腺炎として矛盾しない.所見参照.
所見:フローサイトメトリーの結果は良性であり,診断を支持する.

例6:
検体適正
非腫瘍性
唾液腺症が示唆される良性唾液腺組織.所見参照.
所見:臨床的に明瞭な腫瘤のない両側の唾液腺腫大があり,顕微鏡的には腫大した腺房細胞がみられることから唾液腺症が示唆される.穿刺吸引検体が病変をあらわしているかを確認するため臨床および画像所見との対比が必要である.

〔文献〕

1. DeMay RM. Salivary gland. In: The art & science of cytopathology. vol. 2. 2nd ed. Chicago: ASCP Press; 2012. p. 775–838.
2. Droese M. Cytological diagnosis of sialadenosis, sialadenitis, and parotid cysts by fine-needle aspiration biopsy. Adv Otorhinolaryngol. 1981;26:49–96.
3. Eveson JW, Nagao T. Diseases of the salivary glands. In: Barnes L, editor. Surgical pathology of the head and neck, vol. 1. 3rd ed. New York: Informa Healthcare; 2009. p. 475–648.
4. Faquin WC, Powers CN. Salivary gland cytopathology. Essentials in cytopathology, vol. 5. Rosenthal DL, series editor. New York: Springer; 2008. p. 41–80.
5. Gupta S, Sodhani P. Sialadenosis of parotid gland: a cytomorphologic and morphometric study of four cases. Anal Quant Cytol Histol. 1998;20(3):225–8.
6. Stanley MW, Bardales RH, Beneke J, Korourian S, Stern SJ. Sialolithiasis. Differential diagnostic problems in fine-needle aspiration cytology. Am J Clin Pathol. 1996;106(2):229–33.
7. Ascoli V, Albedi FM, De Blasiis R, Nardi F. Sialadenosis of the parotid gland: report of four cases diagnosed by fine-needle aspiration cytology. Diagn Cytopathol. 1993;9(2):151–5.
8. Stewart CJR, MacKenzie K, McGarry GW, Mowat A. Fine-needle aspiration cytology of salivary gland: a review of 341 cases. Diagn Cytopathol. 2000;22(3):139–46.
9. Jain E, Gupta R, Kudesia M, Singh S. Fine needle aspiration cytology in diagnois of salivary gland lesions: a study with histological comparison. Cytojournal. 2013;10:5.
10. Pastore A, Borin M, Malagutti N, Di Laora A, Becati D, Delazer AL, et al. Preoperative assessment of salivary gland neoplasm with fine needle aspiration cytology and echography: a retrospective analysis of 357 cases. Int J Immunopathol Pharmacol. 2013;26(4):965–71.
11. Layfield LJ, Glasgow BJ. Diagnosis of salivary gland tumors by fine needle aspiration cytology: A review of clinical utility and pitfalls. Diagn Cytopathol. 1991;7(3):267–72.
12. Rossi ED, Wong LQ, Bizzarro T, Petrone G, Mule A, Fadda G, Baloch ZW. The impact of FNAC in the management of salivary gland lesions: institutional experiences leading to a risk-based classification scheme. Cancer Cytopathol. 2016;124(6):388–96.
13. Wei S, Layfield LJ, LiVolsi VA, Montone KT, Baloch ZW. Reporting of fine needle aspiration (FNA) specimens of salivary gland lesions: a comprehensive review. Diagn Cytopathol. 2017;45(9):820–7.
14. Tyagi R, Dey P. Diagnostic problems of salivary gland tumors. Diagn Cytopathol. 2015;43(6):495–509.
15. Bhatti RM, Stelow EB. IgG4-related disease of the head and neck. Adv Anat Pathol. 2013;20(1):10–6.
16. Nasuti JF, Gupta PK, Fleisher SR, LiVolsi VA. Nontyrosine crystalloids in salivery gland lesions: report of seven cases with fine-needle aspiration cytology and follow-up surgical pathology. Diagn Cytopathol. 2000;22(3):167–71.
17. Pantanowitz LP, Goulart RA, Cao QJ. Salivary gland crystalloids. Diagn Cytopathol. 2006;34(11):749–50.
18. Wakely PE Jr., Cibas ES. Lymph nodes. In: Cibas ES, Ducatmnan BS, editors. Cytology: diagnostic principles and clinical correlates, 3rd ed. (Expert Consult). Philadelphia: Elsevier Saunders; 2009. p. 319–58.
19. Michelow P, Dezube BJ, Pantanowitz L. Fine needle aspiration of salivary gland masses in HIV-infected patients. Diagn Cytopathol. 2012;40(8):684–90.
20. Rooper L, Onenerk M, Siddiqui MT, Faquin WC, Bishop JA, Ali S. Multinodular oncocytic hyperplasia: can cytomorphology allow preoperative diagnosis of a non-neoplastic salivary disease? Cancer Cytopathol. 2017;125(8):627–34.

第 4 章

意義不明な異型

Atypia of Undetermined Significance

Marc Pusztaszeri, Zubair Baloch, William C. Faquin,
Esther Diana Rossi, and Z. Laura Tabatabai

背 景

　唾液腺穿刺吸引細胞診の目的は，穿刺された病変が腫瘍性か否かを決定することであり，これは治療方針の決定に大きな影響を与える[1-5]．ミラノシステムにおいて，腫瘍との鑑別が困難な唾液腺穿刺吸引細胞診検体は，意義不明な異型「Atypia of Undetermined Significance (AUS)」に分類される．AUS の診断区分は，「非腫瘍性」の診断区分における偽陰性と「腫瘍性」の診断区分における偽陽性を減少させる．

　AUS の診断区分には多様な病変が含まれる．この診断区分の穿刺吸引細胞診検体には，診断以前の様々な要因のため観察可能な細胞がわずかしかないということがしばしばである．例えば，穿刺吸引細胞診の手技，塗抹標本の技術，乾燥，診断を困難にさせる背景成分や，嚢胞性，線維性，壊死性病変などといった病変自体の特性などが要因となる．AUS と分類される検体は通常，非腫瘍性とも腫瘍性とも解釈されうる形態をしめす[1-10]．

定 義

　AUS の診断区分は，非腫瘍性か腫瘍性かを確診するための細胞所見が，質的もしくは量的に不十分な唾液腺穿刺吸引細胞診に適用される．さらに「不適正」にはできない細胞異型をしめす．その大半は反応性異型もしくは細胞採取が不十分な腫瘍性病変である．

診断基準

　AUS の診断は以下のような場合に使用される．
- 腫瘍性を否定できない反応性および修復性異型
- 腫瘍性を否定できない扁平上皮，好酸性あるいは他の化生性変化（図 4.1 ～ 4.3）
- 細胞量に乏しく，腫瘍を疑うものの確診には至らない検体（図 4.4）
- 標本作製上のアーチファクトのため非腫瘍性か腫瘍性かの区別が困難な検体（図 4.5）
- 上皮成分が欠如あるいは非常に乏しい粘液性嚢胞性病変（図 4.6）
- リンパ増殖性疾患とは確定できない唾液腺リンパ節あるいはリンパ様病変（図 4.7）

図 4.1 意識不明な異型.上皮様細胞集塊がみられ,腫瘍性を否定できない(塗抹標本,Papanicolaou 染色)

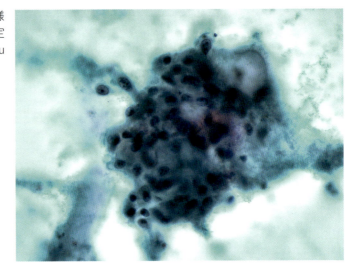

図 4.2 意義不明な異型.多数のリンパ球を背景に好酸性変化をともなう上皮細胞が散見され,腫瘍性を否定できない.外科切除の結果ワルチン腫瘍であった(塗抹標本,Papanicolaou 染色)

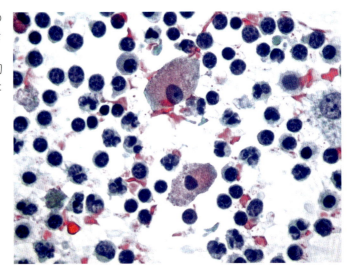

図 4.3 意義不明な異型.好酸性変化をともなう異型に乏しい上皮集塊が散見される.オンコサイトーマと好酸性細胞化生の鑑別が困難である(塗抹標本,Papanicolaou 染色)

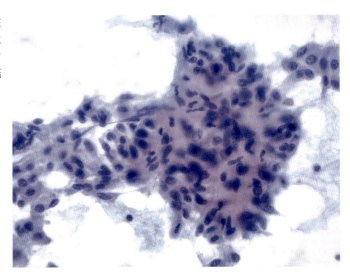

図 4.4 意義不明な異型. 細胞成分に乏しく, "lymphocytic tangles" を伴い軽度の異型をしめす上皮細胞集塊をわずかに認める. 腫瘍を疑うが, 確診には至らない（塗抹標本, Papanicolaou 染色）

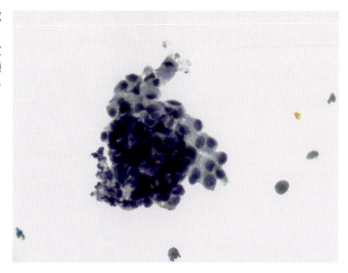

図 4.5 意義不明な異型. 本検体でみられる上皮細胞は腫瘍性変化を示唆するが, 多量の血液成分が評価を難しくしている（塗抹標本, Papanicolaou 染色）

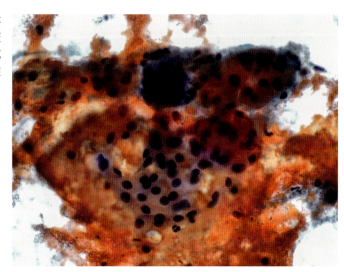

図 4.6＊ 意義不明な異型. この検体は豊富な粘液を含んでおり, 上皮細胞はみられない. 鑑別診断として良性粘液性嚢胞が含まれるが, 低悪性度粘表皮癌を除外できない所見である（塗抹標本, Romanowsky 染色）

＊訳注
　本例では粘液に異染性を認めるが, 一般的に一部の特殊な場合（分泌癌など）をのぞいて上皮性粘液に異染性を認めることは少ない.

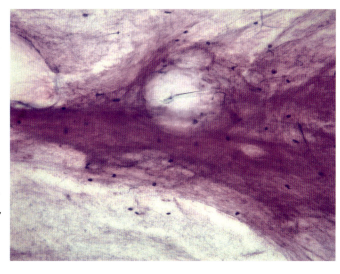

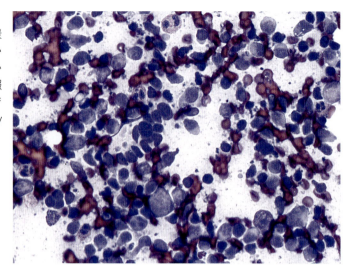

図4.7 意義不明な異型．Lymphoglandular bodies を背景に，多様なリンパ球が出現しているが，大型リンパ球が増加している．フローサイトメトリーの情報がなければ，リンパ腫を除外できない（塗抹標本，Romanowsky 染色）

説　明

　細胞量が不十分あるいはアーチファクトをともなう唾液腺穿刺吸引細胞診では，腫瘍性か否かの判定が不確実となる．類基底細胞がまばらに出現していると，慢性唾液腺炎や類基底細胞腫瘍などが鑑別となるが（図4.8），多くの場合区別は容易である．大半の慢性唾液腺炎では出現細胞は少数で，背景には慢性炎症所見があり，しばしば類基底細胞性の結合性が強い，導管上皮細胞の小集塊が少数認められるにすぎない．一方，類基底細胞腫瘍のほとんどは細胞成分に富み，複雑な形の類基底細胞の集塊が出現し，しばしば間質成分をともなう．反応性異型と類基底細胞性腫瘍の鑑別が困難な症例では，AUS の診断が適切である．同様に，扁平上皮化生，好酸性変化，脂腺分化を含む様々な化生性変化をしめす唾液腺穿刺検体は診断が困難で，鑑別診断として採取不良の腫瘍性病変—粘表皮癌，多形腺腫，ワルチン腫瘍などがあげられる[5-8]．少数の紡錘型細胞を認める場合は結節性筋膜炎や肉芽腫性炎症のような反応性病変とともに，筋上皮腫，神経鞘腫，孤立性線維性腫瘍のような腫瘍性病変も疑われる（図4.9）．

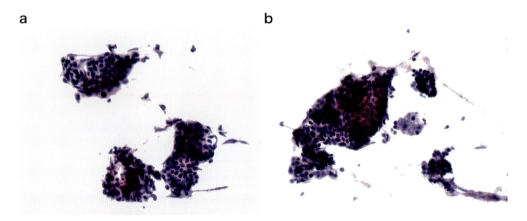

図4.8 意義不明な異型．a, b では類基底細胞の上皮集塊がみられ，腫瘍性変化と，反応性あるいは化生性変化との鑑別が困難である（原注：この写真は核所見を観察しやすいように意図的に露出をあげて撮影している）（塗抹標本，Papanicolaou 染色）

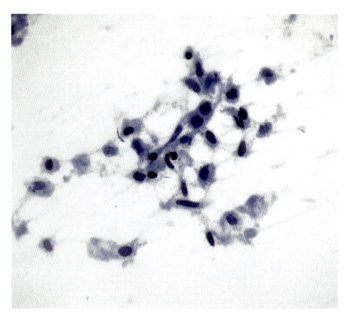

図4.9 意義不明な異型．細胞成分に乏しい吸引検体であるが，上皮様細胞および紡錘形細胞が散見され，腫瘍性が疑われる（塗抹標本，Papanicolaou染色）

　リンパ球成分が目立つ吸引検体においては非腫瘍性および腫瘍性の数種の病変を鑑別にあげるべきである[10]（表4.1）．非腫瘍性病変としては，慢性唾液腺炎，リンパ上皮性唾液腺炎（LESA），リンパ上皮性嚢胞とともに耳下腺内あるいは耳下腺外の反応性リンパ節などがあげられるが，通常これらは「非腫瘍性」に分類される．しかし，リンパ球成分に軽度の異型がみられる例（図4.10）や吸引検体で多クローン性が不確実であり，リンパ増殖性疾患が除外できない場合はAUSに分類する．リンパ球優位の吸引検体を評価する時は，細胞成分の多様性の程度，リンパ球の出現が散在性か集簇しているか，そしてリンパ球の異型の程度に注意すべきである．加えて，臨床所見との対比は必須である．耳下腺内および耳下腺周囲の腫大した反応性リンパ節からはよく吸引検体が採取される．ほとんどの反応性リンパ節の吸引検体では，多彩なリンパ球が出現し，リンパ組織球性の集簇，核破砕物貪食組織球，形質細胞，背景のlymphoglandular bodiesなどを認める（第3章を参照）．しかし，上に述べた細胞形態パターンは節性あるいは節外性の濾胞辺縁帯リンパ腫でもみられ，細胞診検体での鑑別は難しい．免疫表現型の解析は通常フローサイトメトリーによっておこなわれ，特に反応性リンパ節過形成と濾胞辺縁帯リンパ腫の鑑別に必要である．フローサイトメトリーが実施できない場合は，AUSとするか，もしくは注釈を付けて（報告見本を参照）「悪性疑い」として報告することが推奨される（第6章を参照）．

　唾液腺領域では様々な腫瘍性および非腫瘍性病変

表4.1　「豊富なリンパ球をともなう吸引検体」の鑑別診断

〔唾液腺内〕
　非腫瘍性
　　慢性唾液腺炎
　　肉芽腫性唾液腺炎
　　リンパ上皮性唾液腺炎（LESA）
　　リンパ上皮性（HIV関連）嚢胞
　腫瘍性
　　ワルチン腫瘍
　　粘表皮癌
　　腺房細胞癌
　　悪性リンパ腫
〔唾液腺外〕
　非腫瘍性
　　反応性リンパ節過形成
　腫瘍性
　　悪性リンパ腫（節性）

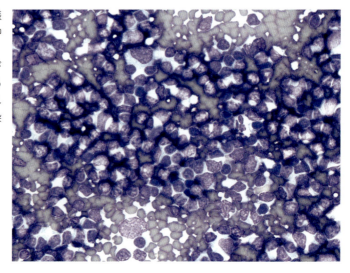

図 4.10　意義不明な異型　多様なリンパ球が出現しているが，中型リンパ球の比率が異常に高い．フローサイトメトリーの情報がなければ，本吸引検体は AUS あるいは"悪性の疑い"に分類される（塗抹標本，Romanowsky 染色）

で嚢胞成分が主体となることがあり，嚢胞性病変の少なくとも 1/3 は腫瘍性である[11]（表4.2）．これらの病変の穿刺吸引細胞診ではしばしば漿液性あるいは粘液性成分が吸引され，細胞成分に乏しいことが多い．このような検体は，粘液貯留嚢胞，粘液瘤，導管嚢胞，リンパ上皮性嚢胞のような非腫瘍性病変のみならず，ワルチン腫瘍，嚢胞成分をともなう多形腺腫，低悪性度粘表皮癌，嚢胞腺腫／嚢胞腺癌のような腫瘍性病変からも採取される．細胞量が豊富な検体では，特異的な診断をおこなえる．しかし，粘液嚢胞成分のみ，あるいはごく少数の上皮成分しかみられない例では，診断に苦慮する．このような症例はAUS に分類される．嚢胞性唾液腺病変からの吸引検体は，一般に粘液性と非粘液性に分けられる．リンパ球，組織球，破砕物を混じ

表 4.2　「嚢胞」内容液を生じうる病変の鑑別診断

〔唾液腺内〕
　非腫瘍性
　　閉塞性唾液腺症（貯留嚢胞，粘液瘤）
　　唾液腺導管嚢胞
　　リンパ上皮性（HIV 関連）嚢胞
　　多嚢胞性疾患
　腫瘍性
　　ワルチン腫瘍
　　多形腺腫
　　粘表皮癌
　　腺房細胞癌
　　嚢胞腺腫／嚢胞腺癌
　　分泌癌
〔唾液腺外〕
　非腫瘍性
　　鰓裂嚢胞（側頚嚢胞）
　腫瘍性
　　耳下腺内あるいは耳下腺周辺リンパ節の壊死性転移性癌

た，水様の蛋白液を特徴とするような非粘液性嚢胞からの検体は，「不適正―嚢胞成分」に分類する．しかし上皮成分はみられるが出現量が乏しい時は（図 4.11），腫瘍の可能性を考慮し，AUS に分類する．粘液性嚢胞成分あるいは多量の粘液性背景をしめす検体では，低悪性度粘表皮癌の可能性を考慮すべきである．穿刺した病変の臨床情報と細胞所見を踏まえて，粘液性背景をしめし腫瘍性を確定できない症例の多くは，AUS に分類される．

　リンパ上皮性嚢胞は耳下腺領域に発生する．吸引検体ではリンパ球を背景に扁平上皮が採取され，時に反応性異型をともなう[7-11]．特に著しい扁平上皮の異型がみられた時の鑑別診断には，扁平上皮癌の嚢胞形成性転移が含まれる（図 4.12）．転移性扁平上皮癌の大部分は「悪

図4.11 意義不明な異型．細胞成分に乏しい囊胞液であるが，ごく少数の異型上皮集塊を含む．囊胞性腫瘍を疑うが確診には至らない（塗抹標本，Papanicolaou染色）

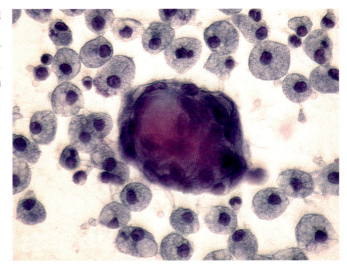

図4.12 意義不明な異型．この細胞像は異型の乏しい角化型扁平上皮細胞集塊であり，転移性扁平上皮癌と良性の反応性異型扁平上皮が鑑別診断に挙がる．臨床情報と穿刺吸引細胞診検体の性状が細胞分類に影響する（塗抹標本，Papanicolaou染色）

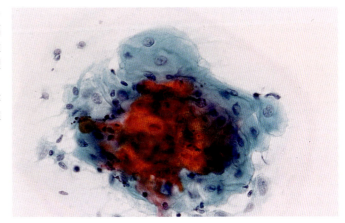

性」と診断されるが，細胞量が乏しい，異型が弱い，あるいは高度の変性をともなうような症例においては，転移性扁平上皮癌と，炎症をともない反応性異型をしめす側頸囊胞との鑑別が難しいことがある．このような症例は AUS に分類される．全ての細胞検体を観察した結果，腫瘍が否定できないような種々の非典型例に遭遇した際は，AUS の診断区分に分類することが適切かもしれない．

　他の細胞診報告様式同様，穿刺吸引細胞診における AUS は低頻度であることが期待され，全唾液腺穿刺吸引細胞診検体中で AUS とされる症例は 10％以下が適切である．AUS の診断は極力控えるべきであり，細胞診断医は可能な限り，より特異的な他の診断区分に分類する努力をすべきである．AUS の過度の使用を避けるため，施設内精度管理のひとつとしてその使用頻度を監視すべきである．AUS の診断に至る前に，穿刺吸引細胞診検体のすべてを処理して観察することが推奨される．AUS 診断区分での ROM は，非腫瘍性診断区分の ROM と腫瘍性診断区分の ROM の中間にあり，我々は 20％程度と推定している．しかし，唾液腺穿刺吸引細胞診で AUS に分類された吸引検体に関する文献がない現状では，AUS の ROM はまだ十分に

臨床的対応

　AUSと診断された場合は臨床所見，画像所見との注意深い対比が必要となる．悪性の危険性を総合判断し，穿刺吸引細胞診の再検査，針生検，切開生検，外科切除の選択がなされる．
　嚢胞性病変の場合，超音波ガイド下での残存腫瘍の穿刺が，より特異的な細胞診断に役立つ．異型リンパ球が採取された場合にはリンパ増殖性疾患の除外のために，フローサイトメトリー，免疫染色，組織生検が考慮される．

報告見本

例1：
細胞数が少なく十分に評価できない
意義不明な異型（AUS）
多量の粘液背景に組織球±少数の上皮細胞．所見参照
所見：ムチン含有嚢胞の鑑別診断には粘液瘤，粘液性貯留嚢胞，低悪性度粘表皮癌が含まれる．臨床・画像所見との対比が必要である．嚢胞内容吸引後に残存腫瘍があれば，それを穿刺することで，より特異的な診断ができる可能性がある．

例2：
細胞数が少なく十分に評価できない
意義不明な異型（AUS）
軽度の異型をともなう類基底細胞の集塊が少数みられる．所見参照
所見：化生や反応性変化をともなう慢性唾液腺炎の可能性があるが，類基底細胞性唾液腺腫瘍を完全に否定できない．臨床・画像所見との対比と臨床的に必要があれば追加検査を推奨する．

例3：
細胞数が少なく十分に評価できない
意義不明な異型（AUS）
細胞異型や構造異型をともなう好酸性細胞が少数みられる．所見参照．
所見：好酸性細胞化生あるいは好酸性細胞過形成の可能性があるが，腫瘍性変化を完全に否定できない．臨床・画像所見の対比と臨床的に必要があれば追加検査を推奨する．

例4：
豊富なリンパ球をともなう検体の報告見本
評価可能
意義不明な異型（AUS）
部分的に異型をともなう多彩で豊富なリンパ球．所見参照．
所見：反応性のリンパ節病変を疑う所見であるが，フローサイトメトリーを実施しないと低悪性度リンパ増殖性疾患を完全には否定できない．臨床・画像所見との対比を推奨する．

〔文献〕

1. Brennan PA, Davies B, Poller D, Mead Z, Bayne D, Puxeddu R, Oeppen RS. Fine needle aspiration cytology (FNAC) of salivary gland tumours: repeat aspiration provides further information in cases with an unclear initial cytological diagnosis. Br J Oral Maxillofac Surg. 2010;48(1):26–9.
2. Hughes JH, Volk EE, Wilbur DC, Cytopathology Resource Committee, College of American Pathologists. Pitfalls in salivary gland fine-needle aspiration cytology: lessons from the College of American Pathologists Interlaboratory Comparison Program in Nongynecologic Cytology. Arch Pathol Lab Med. 2005;129(1):26–31.
3. Rossi ED, Wong LQ, Bizzarro T, Petrone G, Mule A, Fadda G, Baloch ZM. The impact of FNAC in the management of salivary gland lesions: institutional experiences leading to a risk-based classification scheme. Cancer Cytopathol. 2016;124(6):388–96.
4. Wei S, Layfield LJ, LiVolsi VA, Montone KT, Baloch ZW. Reporting of fine needle aspiration (FNA) specimens of salivary gland lesions: a comprehensive review. Diagn Cytopathol. 2017;45(9):820–7.
5. Wong DS, Li GK. The role of fine-needle aspiration cytology in the management of parotid tumors: a critical clinical appraisal. Head Neck. 2000;22(5):469–73.
6. Jain R, Gupta R, Kudesia M, Singh S. Fine needle aspiration cytology in diagnosis of salivary gland lesions: a study with histologic comparison. Cytojournal. 2013;10:5.
7. Mairembam P, Jay A, Beale T, Morley S, Vaz F, Kalavrezos N, Kocjan G. Salivary gland FNA cytology: role as a triage tool and an approach to pitfalls in cytomorphology. Cytopathology. 2016;27(2):91–6.
8. Tyagi R, Dey P. Diagnostic problems of salivary gland tumors. Diagn Cytopathol. 2015;43(6):495–509.
9. Wang H, Fundakowski C, Khurana JS, Jhala N. Fine-needle aspiration biopsy of salivary gland lesions. Arch Pathol Lab Med. 2015;139(12):1491–7.
10. Dey P, Amir T, Al Jassar A, Al Shemmari S, Jogai S, Bhat MG, et al. Combined applications of fine needle aspiration cytology and flow cytometric immunphenotyping for diagnosis and classification of non Hodgkin lymphoma. Cytojournal. 2006;3:24.
11. Allison DB, Mc Cuiston AM, Kawamoto S, Eisele DW, Bishop JA, Maleki Z. Cystic salivary gland lesions: utilizing fine needle aspiration to optimize the clinical management of a broad and diverse differential diagnoses. Diagn Cytopathol. 2017;45(9):800–7.

＊訳注
原著者の了解を得て原著図4.1を削除し改変．

第 5 章

腫 瘍

Neoplasm

Zubair Baloch, Guido Fadda, Pınar Fırat, Jerzey Klijanienko, Jeffrey F. Krane,
Lester Layfield, Ritu Nayar, Celeste N. Powers, and Marc Pusztaszeri

背 景

　唾液腺腫瘍は，耳下腺に好発し，全頭頸部腫瘍の約6％，全悪性腫瘍の0.3％を占めるまれな腫瘍である[1-8]．耳下腺に発生する唾液腺腫瘍の約80％は良性であるが，他の大唾液腺・小唾液腺では悪性の頻度が有意に上昇する．成人では多形腺腫が全唾液腺腫瘍の約50％を占め，ワルチン腫瘍が2番目に頻度が高い良性腫瘍である．小児，成人を通じて，粘表皮癌が最も頻度の高い悪性腫瘍であるという報告が多いが，この頻度は解剖学的部位や患者集団によっても異なる可能性がある[1-3]．

　穿刺吸引細胞診は唾液腺腫瘍に対する臨床的対応に汎用されており，高い特異度（97〜98％）をもって，非腫瘍性病変と腫瘍性病変，あるいは良性腫瘍と悪性腫瘍を区別することができる[1-3]．一般的に，最も頻度が高い良性唾液腺腫瘍である多形腺腫やワルチン腫瘍は，穿刺吸引細胞診で高い特異度（98％以上）で診断可能である．しかし，他の一定の唾液腺上皮性腫瘍の特異的診断に関して穿刺吸引細胞診はあまり効果的ではない．このような限界の主な原因は異なる組織型の唾液腺腫瘍の多くが細胞所見に類似性があり，多彩で時に同じ腫瘍内でも多様な形態をしめすことがあるためと考えられる．そのため穿刺吸引細胞診標本において，純粋に細胞学的あるいは細胞構築的な特徴のみから良性腫瘍と低悪性度腫瘍を鑑別することは困難であり，特に補助診断ができない場合にはさらに難しい．その結果，このような検体では，富細胞性の良性腫瘍から低悪性度癌まで幅広い鑑別診断を含んだ「唾液腺腫瘍」あるいは「腫瘍性病変疑い」という表現がよくもちいられる[1-8]．

　引用文献ならびにメタ解析の報告にもとづき，明らかに悪性とはいえない唾液腺腫瘍の穿刺吸引細胞診断は次の2つの診断カテゴリーにまとめることができる（表5.1）[5-25]．

1．腫瘍：良性（良性腫瘍）
2．良悪性不明な唾液腺腫瘍（SUMP）

定 義

1) 腫瘍：良性：穿刺吸引細胞診標本が良性上皮性唾液腺腫瘍または良性間葉系唾液腺腫瘍の

表 5.1* 診断区分「腫瘍性病変」の定義とそれに含まれる病変 [5-25]

腫瘍性病変
良性：良性の上皮性または間葉系腫瘍の細胞学的特徴をしめす穿刺吸引細胞診検体 1．上皮由来[a] 　a．多形腺腫 　b．ワルチン腫瘍 　c．オンコサイトーマ 2．間葉系由来 　a．脂肪腫 　b．神経鞘腫 　c．リンパ管腫 　d．血管腫
良悪性不明な唾液腺腫瘍（SUMP）：腫瘍性病変の細胞学的特徴をしめすが，悪性腫瘍の可能性を除外できない穿刺吸引細胞診検体 3．富細胞性類基底細胞腫瘍 4．富細胞性好酸性細胞／類好酸性細胞腫瘍 5．淡明細胞の特徴をしめす富細胞性腫瘍

(a) 組織検査では基底細胞腺腫，筋上皮腫や囊胞腺腫に分類される良性腫瘍の多くで細胞学的特徴が悪性腫瘍と類似するため，穿刺吸引細胞診では SUMP と診断される（SUMP の中では富細胞性類基底細胞腫瘍または淡明細胞の特徴をしめす富細胞性腫瘍に入る）（表 5.2 および 5.3 参照）

*訳注　表中の 3～5 は組織型確定が困難な場合に使用しうる便宜的な分類名であり，必ずしも分類，記載する必要はない．

表 5.2「良悪性不明な唾液腺腫瘍（SUMP）―類基底細胞腫瘍」の形態的概要と鑑別診断 [1-3, 5-8]

細胞学的特徴[a]	鑑別診断[b]
1．細線維状の間質成分をともなった富細胞性類基底細胞腫瘍	・富細胞性多形腺腫 ・上皮筋上皮癌 ・基底細胞腺腫／基底細胞腺癌
2．硝子様間質成分をともなった富細胞性類基底細胞腫瘍	・基底細胞腺腫／基底細胞腺癌 ・腺様囊胞癌 ・上皮筋上皮癌 ・多型腺癌[c]
3．混合性／その他の間質成分をともなった富細胞性類基底細胞腫瘍	・腺様囊胞癌 ・多型腺癌[c]
4．間質成分が乏しい，あるいは間質成分がない富細胞性類基底細胞腫瘍	・富細胞性多形腺腫 ・細管状腺腫 ・筋上皮腫 ・筋上皮癌 ・腺様囊胞癌

(a) 細胞診標本の質にかなり依存する
(b) 手引きとして設けられており，報告用紙に記載される場合と記載されない場合がある
(c) 通常は小唾液腺にみられる

表 5.3 「SUMP-好酸性細胞／類好酸性細胞腫瘍」の形態的概要と鑑別診断 [14-23]

細胞学的特徴	鑑別診断
富細胞性好酸性細胞／類好酸性細胞腫瘍	
1. 囊胞性背景（組織球，蛋白性破砕物，±炎症細胞）	・ワルチン腫瘍[a] ・囊胞腺腫，好酸性細胞型
2. 粘液性背景	・粘表皮癌，好酸性細胞型 ・部分的に粘液化生を有するまれなワルチン腫瘍[b]
3. 血性背景あるいは非特異的背景	・オンコサイトーマ ・筋上皮腫[c]
4. 顆粒状（通常粗大）／空胞状細胞質	・腺房細胞癌 ・分泌癌（乳腺相似分泌癌）（MASC） ・転移性腎細胞癌
5. 部分的にかなりの核異型がある[d]	・唾液腺導管癌 ・高悪性度粘表皮癌 ・転移性癌

(a) 通常背景にリンパ球がみられ，リンパ球と腫瘍細胞が近接して混在する
(b) 診断には好酸性細胞型粘表皮癌を除外する必要がある
(c) まれに好酸性細胞変化が顕著なことがある
(d) 核異型が何カ所にも，あるいは全体的にみられる症例は「悪性の疑い」あるいは「悪性」と分類されるべきである

特異的な細胞形態学的特徴をしめす場合のみ適用される診断である．最も頻度が高いのは多形腺腫とワルチン腫瘍である．

2) 良悪性不明な唾液腺腫瘍（SUMP）：細胞形態学的な特徴により腫瘍性と判断できるものの，細胞像から良性腫瘍と悪性腫瘍を明確に区別できない穿刺吸引細胞診標本に適用される診断である．この診断区分に含まれる悪性腫瘍のほとんどは低悪性度癌である．

● **良性腫瘍**

以下の上皮性ならびに間葉系由来の良性腫瘍は確立された細胞形態学的特徴にもとづき，穿刺吸引細胞診で診断することができる．

● **多形腺腫**[3]

多形腺腫は良性混合腫瘍としても知られるが，導管上皮細胞，筋上皮細胞，間葉系基質が様々な割合で混在する良性の二相性腫瘍である（表 5.1）．「転移性多形腺腫」という用語は組織学的にも細胞学的にも多形腺腫に類似するが転移をきたすまれな唾液腺腫瘍を指す．

診断基準

・特徴的な軟骨粘液腫様基質：Romanowsky (Diff-Quik®, Giemsa) 染色をもちいると，特徴的な細線維状あるいは羽毛状の明るいマゼンタ色の基質として最もよく認識される．Papanicolaou 染色では灰色ないし緑色透明状である（図 5.1）
・筋上皮細胞：多彩な形状（多辺形，形質細胞様，円形，紡錘形あるいは淡明細胞），異型に

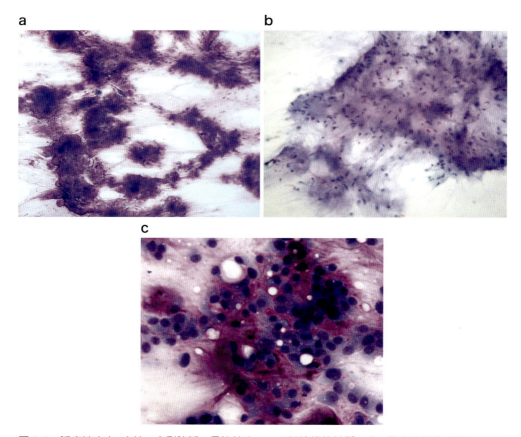

図 5.1 腫瘍性病変：良性．多形腺腫．異染性をしめす細線維状基質の中に筋上皮細胞が埋もれている—（a）（塗抹標本，Romanowsky 染色），（b）（塗抹標本，Papanicolaou 染色）．間質が個々の細胞を取り囲み，いわゆる「トロルの逆立った髪様」の形状をしめす—（c）（塗抹標本，Romanowsky 染色）

乏しい核，しばしば腫瘍内で優勢な細胞成分となる（図 5.2）
・導管上皮細胞：異型に乏しい核，導管構造を模した小細胞集団
・典型的な多形腺腫：中等度に細胞成分に富む，容易に認識できる豊富な細線維状基質，異型に乏しい導管上皮細胞と筋上皮細胞（図 5.3）

説明

　多形腺腫は腺様嚢胞癌，基底細胞腺腫／腺癌，上皮筋上皮癌などの「基質産生腫瘍」のひとつである．多形腺腫の最も際立った特徴は軟骨粘液腫様基質の存在であり，それは Romanowsky（Diff Quik®, Giemsa）染色で最もよく認識できる．Romanowsky 染色と Papanicolaou 染色を両方もちいることの利点は，Romanowsky 染色では基質を容易に認識でき，一方，Papanicolaou 染色では導管上皮細胞や通常基質に埋まっている筋上皮細胞の異型に乏しい核所見を観察しやすい．典型的な多形腺腫の特徴をしめす穿刺吸引細胞診標本は容易に「腫瘍性病変：良性」と診断できる．上皮細胞と筋上皮細胞および間質が様々な比率で混在するという多形腺腫の二相性のため，吸引検体では多彩な細胞形態パターンを示し，その結果として他の唾液腺腫瘍との

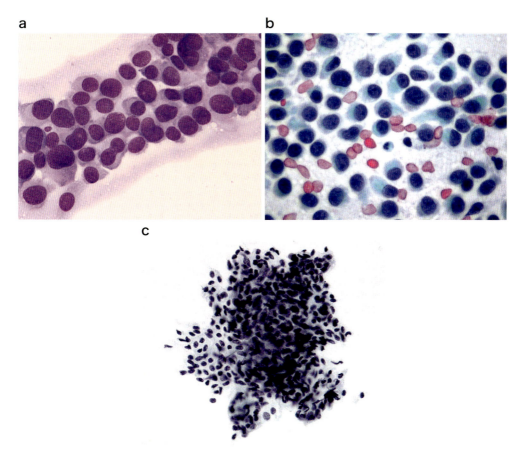

図 5.2 腫瘍性病変：SUMP．多形腺腫の穿刺吸引細胞診．非常に細胞成分に富み基質が少なく，形質細胞様筋上皮細胞が優勢である―（a）（塗抹標本，Romanowsky 染色），（b）（塗抹標本，Papanicolaou 染色）．細胞成分に富み基質が少なく，紡錘形および類上皮型筋上皮細胞から成る多形腺腫検体―（c）（LBC 標本，Papanicolaou 染色）

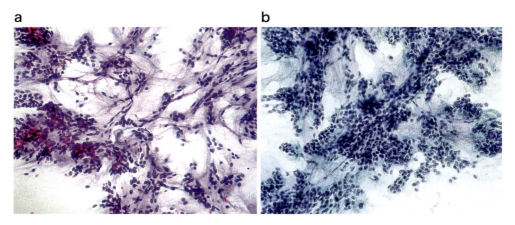

図 5.3 腫瘍性病変：良性．（a，b）筋上皮細胞と非常に繊細で淡く染色される基質をしめす多形腺腫〔(a) 塗抹標本，Romanowsky 染色，(b) Papanicolaou 染色〕

類似性が生じる．典型的な多形腺腫の特徴が存在しない場合，あるいは「異型」が加わっている場合は「腫瘍性病変：SUMP」と診断すべきである．

腺様嚢胞癌は臨床的対応や予後が多形腺腫とは大幅に異なるため，基質産生腫瘍に遭遇した際は腺様嚢胞癌を鑑別診断から除外することが最も重要である．基質が少量，あるいは基質を欠き細胞密度が高い吸引検体が採取された場合は鑑別が難しくなる（図 5.2）．充実型腺様嚢胞癌，筋上皮腫，その他の基底細胞性腫瘍が鑑別に含まれ，そのような例は「腫瘍性病変：SUMP」に分類される．時に，多形腺腫内の腺様嚢胞癌類似成分が腺様嚢胞癌における硝子球類似の管状構造内または球状の基質成分として認められることがある（図 5.4）．

もう一つのピットフォールは多形腺腫の基質成分が菲薄で粘液様の性状の場合である（図

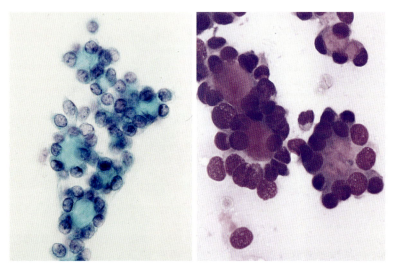

図 5.4 腫瘍性病変：SUMP．腺様嚢胞癌様の成分をしめす多形腺腫の穿刺吸引細胞診（塗抹標本，Papanicolaou ならびに Romanowsky 染色）

図 5.5 多形腺腫．間質は通常の細線維状の特徴を欠き，厚みのある粘液に似る（塗抹標本，Romanowsky 染色）

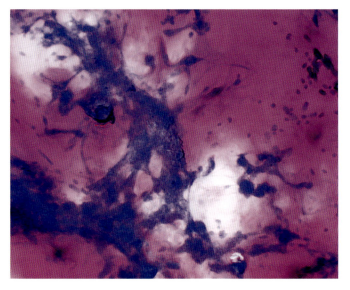

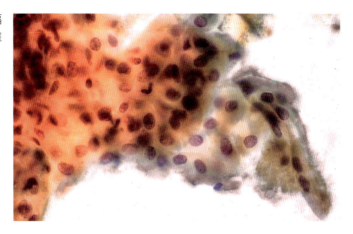

図 5.6　腫瘍性病変：SUMP．扁平上皮化生をしめす多形腺腫（塗抹標本，Papanicolaou 染色）

5.5）．異型に乏しい上皮細胞が細線維状よりはむしろ粘液様の性状の豊富な基質とともに出現した場合，低悪性度粘表皮癌に類似することがある．さらに扁平上皮化生や粘液細胞化生が存在する場合にはとりわけ診断が難しくなる．扁平上皮化生の方がより高頻度にみられ，扁平上皮化生細胞の胞巣（図 5.6）あるいは無核の扁平上皮の集塊として観察される．粘液細胞化生は杯細胞として観察され，しばしば背景には様々な量の繊細な粘液基質をともなう．免疫細胞化学をもちいた補助診断で，筋上皮への分化と共に，PLAG1 または HMGA2 陽性所見を証明することが診断に有用である（第 8 章参照）．

　筋上皮細胞が優勢の場合，その形態と細胞密度により鑑別診断を考慮する．筋上皮腫と富細胞性多形腺腫は常に鑑別が必要だが，筋上皮細胞が淡明な細胞質を有する場合には上皮筋上皮癌，脂腺腺腫／腺癌，筋上皮癌，さらに腎細胞癌などの転移性腫瘍の可能性も考慮される．紡錘形の形態（図 5.7）や柵状配列をともなう異型の弱い筋上皮細胞の場合は，神経鞘腫や時に血管腫あるいは結節性筋膜炎までもが鑑別にあがるが，明らかな核の多形性や核分裂像を欠いていれば肉腫や紡錘形細胞癌は通常除外できる．時に多形腺腫において異型筋上皮細胞が出現

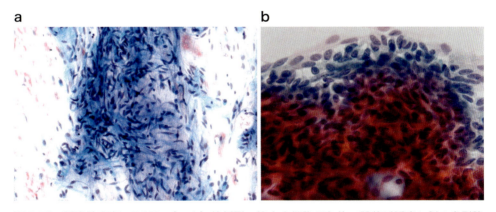

図 5.7*　腫瘍性病変：SUMP．（a，b）紡錘形の筋上皮細胞が主体で間葉系腫瘍に似る多形腺腫の吸引検体（塗抹標本，Papanicolaou 染色）

＊訳注──────────────────
　原著者の了解を得て，原著図 5-7b の画像を差しかえた．

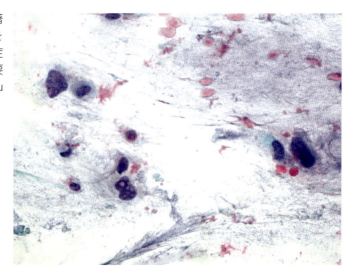

図 5.8 腫瘍性病変：SUMP．著明な核異型をしめす筋上皮細胞をともなう多形腺腫．このような症例では，悪性転化を除外する必要がある（塗抹標本，Papanicolaou 染色）

することがあるが（図 5.8），異型細胞（核の多形性，明瞭な核小体，核分裂像など）が多数みられたり，壊死が存在する場合は悪性の恐れがある．それまで大きさに変化がなかった多形腺腫が急速に増大したり，多形腺腫の既往がある患者に新たな腫瘍が発生したといった病歴があれば多形腺腫由来癌が鑑別にあがる．

● ワルチン腫瘍[1, 3]

ワルチン腫瘍は耳下腺腫瘍の中で 2 番目に頻度が高い．大半の患者が 60 〜 70 歳代で有意な喫煙歴がある．柔らかい無痛性の腫瘤を呈し大きさが変動することがある．

診断基準
- 三大所見である蛋白成分に富む汚い背景，リンパ球，シート状の好酸性細胞（図 5.9）
- 好酸性細胞：細胞境界明瞭な均質で顆粒状の豊富な細胞質（Papanicolaou 染色ではオレンジ色）（図 5.10）
- 上皮細胞の核：中心性，円形，明瞭な核小体
- リンパ球：小型成熟リンパ球が主体の多彩なリンパ球

説明

ワルチン腫瘍はほぼ例外なく耳下腺に発生し，上記の三大所見が揃えば診断ができる．典型的な特徴をしめす吸引検体は「腫瘍性病変：良性」と診断する．鑑別診断は耳下腺内リンパ節，リンパ上皮性唾液腺炎（LESA），オンコサイトーマ，リンパ上皮性嚢胞である．耳下腺内リンパ節や LESA は，ワルチン腫瘍に特徴的な好酸性上皮や汚い嚢胞内破砕物を欠く．オンコサイトーマは上皮細胞のみからなり，ワルチン腫瘍のような汚い嚢胞性背景やリンパ球は見られない．

まれにワルチン腫瘍が自然に梗塞を起こし，その後，急速に腫瘤サイズが増大して悪性腫瘍の可能性を考慮する場合がある．梗塞におちいったワルチン腫瘍から採取された吸引物は壊死性破砕物と異型扁平上皮細胞を含んでいることがある．このような細胞は扁平上皮癌と鑑別を

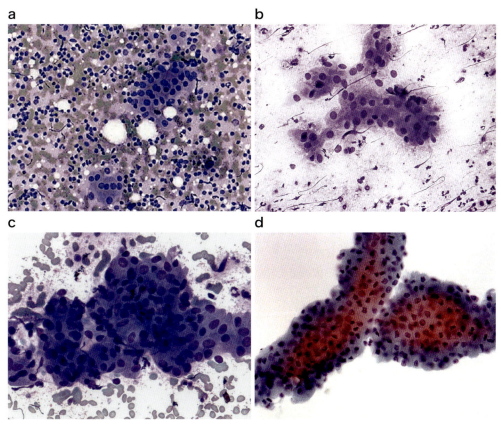

図 5.9　腫瘍性病変：良性．(a–c) 背景のリンパ球と好酸性上皮細胞集団をしめす典型的なワルチン腫瘍の穿刺吸引細胞診．（塗抹標本，Romanowsky 染色）；(d) 好酸性細胞のみが乳頭状構造で認められるワルチン腫瘍．リンパ球を欠いていることに注意；このような例は"好酸性細胞／類好酸性細胞腫瘍"に分類されることがある（LBC 標本，Papanicolaou 染色）

図 5.10　腫瘍性病変：良性．典型的なワルチン腫瘍の吸引検体．背景にリンパ球をともなう，豊富な顆粒状細胞質と明瞭な細胞境界を有する好酸性細胞から成る（塗抹標本，Papanicolaou 染色）

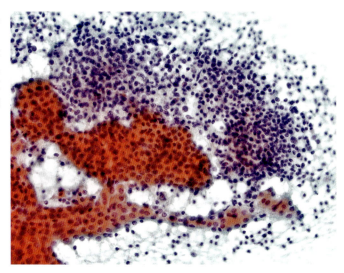

要するかもしれない．梗塞をともなったワルチン腫瘍に特徴的なまばらな壊死におちいった円柱細胞の陰影と少数の異型扁平上皮成分を認識することが鑑別の助けとなる．扁平上皮癌ではワルチン腫瘍よりも多くの異型扁平上皮細胞が出現し，より高度の異型を示し核分裂像が散見される．既知の腫瘍が非常に急速に増大した場合にもワルチン腫瘍の梗塞を疑う．リンパ上皮性囊胞あるいはHIV関連良性リンパ上皮性病変は，腺上皮あるいは扁平上皮細胞により被覆された単房性あるいは多房性囊胞と過形成性リンパ組織によって特徴づけられる．吸引検体には多彩なリンパ球が混在し，その中に通常は扁平上皮細胞が，まれに腺上皮細胞が散在している．リンパ上皮性囊胞やHIV関連良性リンパ上皮性病変の背景は蛋白成分に富むこともあるが，ワルチン腫瘍で特徴的に認められる好酸性細胞のシート状集団は観察されない．

● オンコサイトーマ [1, 9, 14, 15]

90％近くのオンコサイトーマは大唾液腺に発生するが耳下腺腫瘍の1％を占めるにすぎない．ほとんどの症例は50から70歳代の患者に発生する．

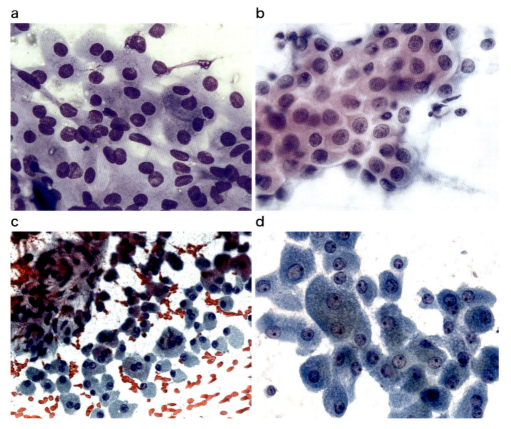

図 5.11 腫瘍性病変：良性．オンコサイトーマの穿刺吸引細胞診．豊富な顆粒状細胞質を有し細胞境界明瞭な好酸性細胞が結合性の保たれた一様な細胞集団として様々なパターンで出現する—（a）塗抹標本，Romanowsky染色，（b-d）塗抹標本，Papanicolaou染色）

診断基準

- 均質で顆粒状の豊富な細胞質をもつ大型多辺形細胞の不規則なシートあるいは集塊（図 5.11）
- オンコサイト：明瞭な細胞境界
- 核：円形の腫大した明瞭な核小体
- 背景：きれいな背景あるいは赤血球がみられることもあり
- 核の多形性や核分裂像はない

説明

　オンコサイトーマの鑑別診断にはワルチン腫瘍，びまん性オンコサイトーシスと腺房細胞癌が含まれる．オンコサイトーマとオンコサイトーシスの吸引検体は基本的には同一の所見だが，臨床的にはオンコサイトーマは境界明瞭な単結節性病変であるのに対し，オンコサイトーシスはより多巣性であるとともに境界不明瞭な病変を形成する．ワルチン腫瘍は時に好酸性細胞の集団をしめすことがあるが，汚い蛋白成分に富む背景と多彩なリンパ球成分も認められる点でオンコサイトーマとは異なる．腺房細胞癌では繊細な空胞状細胞質を有する多辺形細胞を含む．一方，オンコサイトーマは腺房細胞癌のような細胞質空胞を欠き，Romanowsky 染色でこの微妙な違いが明らかになることがある．腺房細胞癌は DOG-1 や SOX10 の免疫細胞化学染色が陽性であるが，オンコサイトーマでは陰性である（第 8 章参照）．オンコサイト癌は非常にまれで臨床的には浸潤性病変であるので臨床所見との対比が必要である．

● 脂肪腫[10]

　唾液腺に発生する脂肪腫はまれで唾液腺腫瘍の 0.5% を占め，その 4 分の 3 が耳下腺に発生する．柔らかい腫瘤として触知することが多い．

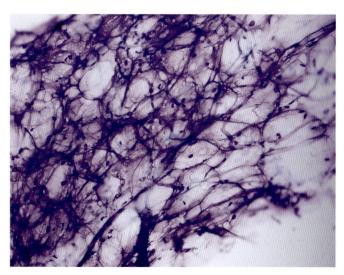

図 5.12　腫瘍性病変：良性．脂肪腫の穿刺吸引細胞診．豊富な淡明細胞質と小型で濃染する核を有する成熟脂肪細胞のレース状集塊をしめす（塗抹標本，Romanowsky 染色）

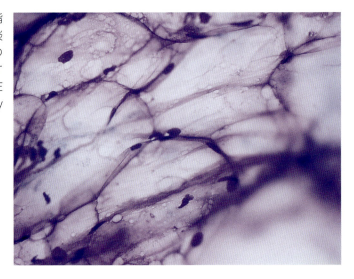

図 5.13 腫瘍性病変：良性．脂肪腫の穿刺吸引細胞診．大型で淡明な細胞質が特徴的な脂肪細胞の集塊が認められる．小型で濃染する核はしばしば細胞の辺縁に偏在する（塗抹標本，Romanowsky染色）

診断基準

- 淡明な細胞質を有し核細胞質比が非常に低い細胞のレース状シートあるいは細胞集塊（図5.12）
- 個々の細胞：大きく淡明な単一の空胞が細胞質全体を占める（図5.13）
- 核：小型でクロマチンは濃染し，細胞の端に偏在する
- 背景：脂肪滴を含むことがある（Romanowsky染色での観察が適している）

説明

穿刺吸引細胞診では唾液腺の脂肪浸潤と脂肪腫を区別するのは難しいことがある．脂肪浸潤は正常の腺房や導管成分を含むのに対し，脂肪腫は純粋に脂肪組織のみから成る．ただし，まれに脂肪腫が正常の漿液性腺房や導管を巻き込むことが報告されている．臨床所見との対比が診断に役立つ．

●神経鞘腫[12]

神経鞘腫は唾液腺の良性神経系腫瘍の中では最も頻度が高い．神経鞘腫は穿刺吸引細胞診の際にしばしば放散痛をともなう．

診断基準

- 低～中等度の細胞量を含む吸引検体
- 細長い双極性の不明瞭な細胞質を有する紡錘形細胞（図5.14）
- 細胞：結合性の強い集団や集塊を形成し，時に核の柵状配列をともなう
- 細胞質：淡く，境界不明瞭
- 核：小型，濃染，乏しい異型，細長い紡錘形で折れ曲がったり，湾曲したり，S字状のこともある
- 大型だが異型のない核を時々認める（「陳旧性変化」）

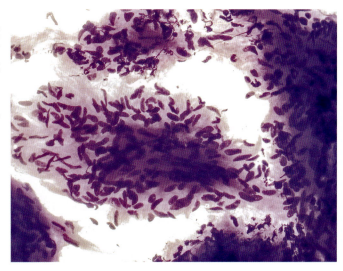

図 5.14 腫瘍性病変：良性．神経鞘腫の穿刺吸引細胞診．不明瞭な細胞質を有する異型に乏しい紡錘形細胞の集団をしめす．細胞境界は不明瞭である．核は紡錘形で折れ曲がったり，湾曲したりしている（塗抹標本，Romanowsky染色）

・核小体：小型あるいは欠如
・背景：粘液様物質

説明

　最も一般的な鑑別診断は多形腺腫と筋上皮腫である．多形腺腫の中には神経鞘腫と区別が非常に難しい例がある．多形腺腫か神経鞘腫か確定診断をするために補助診断が役立つ．すなわち，神経鞘腫はS-100とSOX10がびまん性に強陽性で，サイトケラチンや筋上皮マーカーは陰性である．他の鑑別としては肉腫もあげられるが，唾液腺発生は極めてまれである．細胞成分に富み核異型が明らかで，核分裂やアポトーシスが所々にみられるような吸引標本では肉腫の可能性を考慮に入れるべきである．

●リンパ管腫[10, 11]

　唾液腺のリンパ管腫はまれだが，大半が小児に発生する．緩徐に増大し波動を感じる腫瘤を呈する．ほとんどが耳下腺に発生する．

診断基準

・水様の背景をともない細胞成分が少ない塗抹検体
・時に赤血球を認める
・まばらにみられる成熟リンパ球
・まれに非腫瘍性の唾液腺腺房組織の集塊を背景に認める

説明

　唾液腺リンパ管腫の吸引標本はしばしば「不適正」であり，まばらな成熟リンパ球や時に非腫瘍性の腺房細胞集団を含む水様の液体である．吸引検体では内皮細胞は一般的には認められない．診断にあたっては臨床所見および画像所見との注意深い対比が必要である．

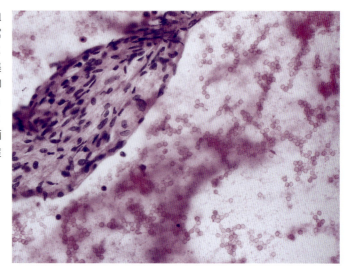

図 5.15 腫瘍性病変：良性．血管腫の塗抹標本では血液が豊富であるのが特徴的だが，異型に乏しい紡錘形の内皮細胞の小集塊を含むことがある．まれに卵円形から紡錘形の内皮細胞からなるシート状構造を認めることがある．診断には臨床所見と画像所見の対比が必要である（塗抹標本，Romanowsky 染色）

●血管腫[13]

　血管腫は唾液腺で最も頻度の高い間葉系の良性腫瘍でほとんどが耳下腺に発生する[13]．さらに大半の血管腫は 10 歳以下に発生し，特に生後 1 年以内に発生することが多い．後者はいわゆる若年型であり自然消退することがある．若年型では非常に細胞成分の多い検体であることがある．

診断基準
- 赤血球が主体の吸引検体
- 異型の乏しい紡錘形から多辺形の内皮細胞からなる少数の集団．細長い索状構造を呈することがある（図 5.15）
- 個々の細胞：卵円形から紡錘形の核
- 核：小型で異型に乏しく核小体を欠く
- 組織球がまばらにみられることがある

説明

　血管腫の吸引標本は，内皮細胞を見逃すほどに赤血球が優勢なことがある．臨床的あるいは画像的に血管腫の可能性がある場合には，異型に乏しい紡錘形から卵円形の内皮細胞の集団を注意深く探す必要がある．

●良悪性不明な唾液腺腫瘍（SUMP）

　「良悪性不明な唾液腺腫瘍（SUMP）」は腫瘍性だが特定の診断名を明確にすることができない穿刺吸引細胞診標本のために用意された診断区分である．この診断区分は悪性腫瘍が除外できない症例において使用されるべきである．富細胞性良性腫瘍，単相性細胞からなる腫瘍，類基底細胞腫瘍，好酸性／類好酸性細胞腫瘍，淡明細胞腫瘍，非定型的所見を有する腫瘍，低悪性度癌などがこの診断区分の大半を占めることになる．

●富細胞性類基底細胞腫瘍[3-5, 8, 24]

　特定の診断名を明確にできない腫瘍に対してのみ「良悪性不明な唾液腺腫瘍（SUMP）」の亜分類である「富細胞性類基底細胞腫瘍」という名称が使用でき，それには良性腫瘍と悪性腫瘍の両方が鑑別診断として含まれる．富細胞性類基底細胞腫瘍は細胞質が乏しい，未熟な基底細胞様の形態をした細胞が主体を占める腫瘍として特徴づけられる．それらの腫瘍は様々な間質成分をともなうことがあり，その存在は鑑別診断に大きな影響を与える（図5.16）．

診断基準

- 類基底細胞性の唾液腺腫瘍の鑑別診断は，唾液腺穿刺吸引細胞診のなかで最も困難な領域の一つである．富細胞性類基底細胞腫瘍には形態的な類似性がかなりあるので，特定の診断名を確定することは難しい．
- それぞれの腫瘍の診断基準は腫瘍型別に各項目で詳細に記載されている．表5.2[1-3, 5-8]は，「類基底細胞腫瘍」と診断された標本の細胞学的特徴や鑑別診断の鍵となる所見を示している．しかし，類基底細胞腫瘍のすべての亜型において形態的に類似する鑑別診断が存在する．

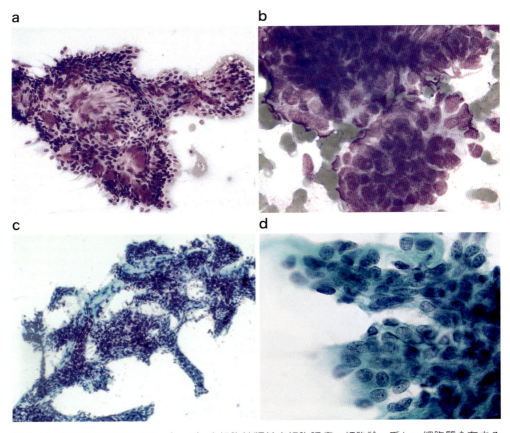

図5.16　腫瘍性病変：SUMP．（a, b）富細胞性類基底細胞腫瘍の細胞診．乏しい細胞質を有する細胞が主体を占め，硝子様間質成分をともなう（塗抹標本，Romanowsky染色）；(c, d) 単調な類基底細胞が結合性のよい集塊として出現している標本で，少量の硝子様間質成分をともなう（塗抹標本，Papanicolaou染色）

説明

　特異的な診断をする場合は，臨床所見や画像所見が必ず一致していることが不可欠である．細胞所見において不確実性が残っている場合，あるいは臨床所見や画像所見が推定病変と矛盾する場合は，「腫瘍性病変，SUMP」と診断するのが適切である．腫瘍を「SUMP」の診断区分に分類すべきかを検討するために，時に補助診断，たとえば免疫染色や分子生物学的検査をすることにより，富細胞性類基底細胞腫瘍をより特異的な診断に近づけることが可能であることに留意すべきである．富細胞性類基底細胞腫瘍のなかには細胞学的特徴がほとんど同じであるために，穿刺吸引細胞診ではその悪性型と区別できない良性腫瘍が存在する．たとえば，基底細胞腺腫と基底細胞腺癌，筋上皮腫と筋上皮癌がそれに相当し，それらの良性腫瘍を対応する悪性腫瘍から明確に区別するには，浸潤性増殖，脈管浸潤，神経周囲浸潤などを除外するための組織学的評価が必要である．核異型や壊死性背景などの細胞所見，あるいは悪性を示唆する画像所見や臨床所見がない場合は悪性の危険度は低いと考えられる．そのような場合，「SUMP」の報告は細胞診断医の判断でおこなわれるが，良性腫瘍の診断名をコメント（例えば基底細胞腺腫の可能性が高い，筋上皮腫の可能性が高い）としてもちいることが好ましい（図5.16参照）．

　多形腺腫にみられる細線維状の軟骨粘液腫様間質成分や腺様嚢胞癌にみられる無細胞性の硝子球のような特徴的な間質成分がない，あるいは少ない場合は，「基底細胞様」の形態の鑑別は非常に難しい．特定の腫瘍の診断ができない場合の鑑別診断としては，良性腫瘍（富細胞性多形腺腫，基底細胞腺腫，細管状腺腫，筋上皮腫），低悪性度癌（基底細胞腺癌，上皮筋上皮癌，多型腺癌），中―高悪性度癌（腺様嚢胞癌，特に充実亜型）などが一般的に含まれる（図5.17，5.18）．「SUMP」に対しては一般的に外科的切除が適用となる．切除範囲を決めるためにより明確な評価が必要である場合，細胞診の再検が役立つことがある．特に追加の補助診断，

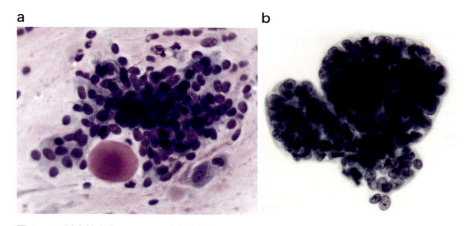

図5.17　腫瘍性病変：SUMP．（a）境界が明瞭な硝子様間質成分をともなう類基底細胞腫瘍である．細胞量と細胞形態に臨床所見を加味することにより，このような症例の診断は「良悪性不明な唾液腺腫瘍（SUMP）―類基底細胞腫瘍」から「腺様嚢胞癌の疑い」までの幅がある（塗抹標本，Romanowsky染色）．（b）この標本では，類基底腫瘍細胞が立体的で，結合性のよい集塊状に出現している．核密度が高く間質成分はほとんどない（LBC標本，Papanicolaou染色）

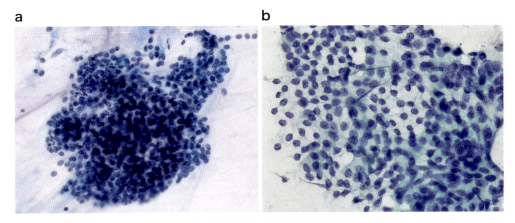

図 5.18 腫瘍性病変：SUMP．(a，b) 富細胞性の類基底細胞腫瘍で，結合性のよい集塊として出現し，間質成分はみられない．その後の組織診断では充実型腺様嚢胞癌であった（塗抹標本，Papanicolaou 染色）

たとえば免疫染色や分子生物学的検査をすることでより特異的な診断をおこなうことができるかもしれない．あるいは，術中迅速診断がより役立つ情報を与えてくれるかもしれない．時に深部に発生した皮膚腫瘍が耳下腺浅葉に発生した腫瘍や耳下腺周囲あるいは耳下腺内リンパ節への転移巣と紛らわしいことがある．したがって，皮膚の基底細胞癌，石灰化上皮腫，類基底細胞性扁平上皮癌，高悪性度神経内分泌癌（唾液腺原発神経内分泌癌，皮膚原発メルケル細胞癌，転移性神経内分泌癌のいずれか）などが鑑別として考えられなければならない．

●富細胞性好酸性細胞／類好酸性細胞腫瘍[9, 14-22]

唾液腺では好酸性細胞あるいは類好酸性細胞を認める腫瘍がよくある．ワルチン腫瘍やオンコサイトーマでは好酸性細胞が主な特徴であるが，他の唾液腺腫瘍，たとえば多形腺腫，筋上皮腫，粘表皮癌などでも好酸性細胞をともなうことがある．さらに非好酸性細胞腫瘍，たとえば腺房細胞癌や転移性腎細胞癌が細胞診では真の好酸性細胞腫瘍であるかのようにみえることもある．それらの腫瘍のほとんどでは，もしその腫瘍に特徴的な細胞所見が存在し（関連する別の章を参照），診断的ピットフォールが注意深く評価され補助検査がおこなわれるのであれば正確に診断することは可能である．しかし，好酸性の特徴をもった唾液腺腫瘍の中には確実に診断できないものがあり，それらは「SUMP-好酸性細胞／類好酸性細胞腫瘍」と分類することが適切である．

診断基準

「良悪性不明な唾液腺腫瘍（SUMP）―好酸性細胞／類好酸性細胞腫瘍」に分類される唾液腺腫瘍の標本は次のような特徴をもつ（表 5.3）[14-23]．

- 富細胞性吸引検体
- 腫瘍細胞：好酸性細胞／類好酸性細胞の特徴を有するが，それ以上細分類することができない（図 5.19，5.20）
- 中等量の好酸性顆粒状細胞質

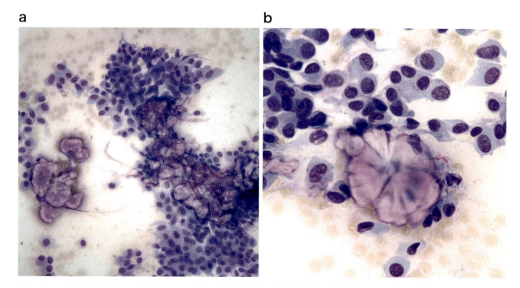

図5.19 腫瘍性病変：SUMP．(a，b) 好酸性細胞／類好酸性腫瘍細胞が，結晶様物質をともなって結合性のよい集塊として出現している．核は偏在性で形質細胞様である．その後の組織診断は筋上皮腫であった（塗抹標本，Romanowsky 染色）

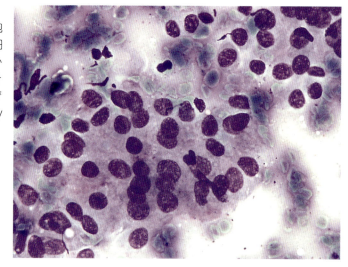

図5.20 腫瘍性病変：SUMP．富細胞性好酸性／類好酸性細胞腫瘍．異型性に乏しい好酸性細胞が結合性の緩い集塊状あるいは孤立散在性に出現している．その後の組織診断は腺房細胞癌であった（塗抹標本，Romanowsky 染色）

・円形から卵円形の核±明瞭な核小体
・好酸性／類好酸性腫瘍細胞は著明な核異型，多い核分裂像，壊死などの高悪性度の細胞学的特徴を欠く

説明

「良悪性不明な唾液腺腫瘍（SUMP）─好酸性細胞／類好酸性細胞腫瘍」という亜分類は，唾液腺原発の好酸性細胞性腫瘍とそれらに類似した腫瘍にもちいられるべきであり，鑑別診断は主として低悪性度癌である．そしてそれらは，オンコサイトーマのような特定の診断ができ

ない腫瘍である．唾液腺で最も頻度が高い好酸性細胞腫瘍はワルチン腫瘍であり，ワルチン腫瘍はほとんどの場合細胞診で正確に診断することができる．しかし少数例では，ワルチン腫瘍に特徴的なすべての所見が簡単には認識できなかったり，部分的に粘液化生や扁平上皮化生細胞が存在するために診断が難しかったりする．中にはリンパ球をともなわずに囊胞性背景内に好酸性細胞だけが出現する場合もあるが，そのような場合でも，リンパ球に乏しいワルチン腫瘍が疑わしい．

　唾液腺腫瘍の細胞診で，粘液性物質を背景に部分的に細胞質内粘液を有する好酸性腫瘍細胞がみられる場合は，好酸性細胞型粘表皮癌の可能性が考えられる．全体的な細胞学的特徴に応じて，「良悪性不明な唾液腺腫瘍（SUMP）―好酸性細胞／類好酸性細胞腫瘍」という診断が与えられることになる．唾液腺のオンコサイト癌は，異型性に乏しいものから，明らかに悪性と言えるものまで幅広い細胞形態をしめす．まれに，オンコサイト癌ではオンコサイトーマと同様の細胞像をしめすことがあり，組織学的に浸潤や転移を証明することなしに癌の診断はできない．臨床所見が浸潤性の癌である根処として役立つことがある．核異型，核分裂像，壊死などはオンコサイトーマの特徴ではなく，それらが存在する場合は悪性が示唆される．しかしながら，もし悪性を示唆する所見がない場合は良悪性不明な唾液腺腫瘍（SUMP）―好酸性細胞／類好酸性細胞腫瘍」と診断し，臨床所見や画像所見との対比が推奨される．

　好酸性細胞の特徴を有する唾液腺腫瘍と腺房細胞癌はともに核異型が乏しく，好酸性の豊富な細胞質をもつことから鑑別が難しい（図 5.20）．腺房細胞癌の吸引検体では，通常細胞質が空胞状あるいは淡明で壊れやすく，細胞境界は不明瞭で，核は時に好酸性細胞の核よりも大きい．背景には（特に塗抹標本にて）多くの裸核状腫瘍細胞がみられ，症例によりリンパ球が混在することもある．補助診断が腺房細胞癌，すなわち「悪性」と断定するのに大いに役立つことがある．しかし細胞量が少なかったり，補助診断のための材料がない場合には「腺房細胞癌が鑑別としてあげられる」というコメントを付けて「良悪性不明な唾液腺腫瘍（SUMP）―好酸性細胞／類好酸性細胞腫瘍」と診断される．

　分泌癌（乳腺相似分泌癌あるいは MASC）は細胞診標本にて好酸性細胞の特徴をしめすことがある．分泌癌では，顆粒状で好酸性の細胞質，多空胞状細胞質，細胞質内粘液をもつ細胞などが混在していることが多い．これらの特徴から，分泌癌はしばしば腺房細胞癌や好酸性細胞型粘表皮癌と誤認される．多形腺腫や筋上皮腫が好酸性細胞化生をしめすことがあるが，一般的にはこれらの腫瘍の他の特徴的所見，たとえば細線維状の異染性基質の存在により正しい診断へたどり着ける．まれには，好酸性細胞質を持つ転移癌が唾液腺原発のオンコサイト癌に類似することもありえる．これらは臨床所見を参考にして補助診断，特に免疫細胞化学をもちいることで容易に鑑別できる．

●富細胞性淡明細胞腫瘍[23-25]

　淡明細胞を特徴とする唾液腺腫瘍はまれである．それらの腫瘍は良性腫瘍から悪性腫瘍まで幅広く含まれ，細胞形態的には類似性がみられる．淡明あるいは空胞状細胞質をもつ細胞が診断的な鍵となる所見である（図 5.21 〜 5.25）．頻度がまれであることから，淡明細胞性腫瘍は「良悪性不明な唾液腺腫瘍（SUMP）」の亜分類なかでは少数派に属する．この亜分類に入

ると予測される腫瘍の大半は低悪性度の悪性腫瘍であることから，これらの腫瘍の悪性の危険度（ROM）は「良悪性不明な唾液腺腫瘍（SUMP）」のROM（20～40％）なかでは最も高位に位置する可能性がある．しかし，この亜分類における高悪性度の悪性腫瘍の危険度は低いと予想される．

診断基準
・腫瘍と診断可能な富細胞性の吸引検体であるが，特定の腫瘍を示唆する特徴的細胞所見（他の章に記載されている特定の腫瘍の項を参照）はない
・淡明細胞の特徴を有する腫瘍細胞：淡明，泡沫状，顆粒状，または，空胞状細胞質，あるいはそれらの任意の組合せ；定型的な真の好酸性細胞の特徴はない（図5.1，5.22～5.25）
・核の異型度：軽度から中等度
・高悪性度の細胞学的特徴を欠く（たとえば，壊死，顕著な核異型，核分裂像）
・補助診断を実施したとしても，別の診断区分（例えば，良性または悪性）に再分類されない

説明
　淡明な細胞質をもつ細胞が主な構成細胞である唾液腺吸引検体は注意深く評価されるべきである．なぜなら鑑別診断は幅広く，それら多くの淡明細胞性腫瘍を区別するのは難しいからである．細胞質の「淡明化」は非特異的な変化であり，以下のような細胞変化の一つあるいは組合せにより起こる：(1) 細胞質内の脂質，粘液，あるいはグリコーゲン，(2) 細胞内の浮腫，(3) 少ない細胞内小器官．細胞診標本の種類や腫瘍のタイプに依存して，腫瘍細胞の細胞質は粗大顆粒状から泡沫状（図5.21，5.23参照），空胞状，光学的に透明，あるいは，それらが組み合わさるなどと様々に変化しうる．細胞質の淡明化は，Papanicolaou染色とHE染色（セル

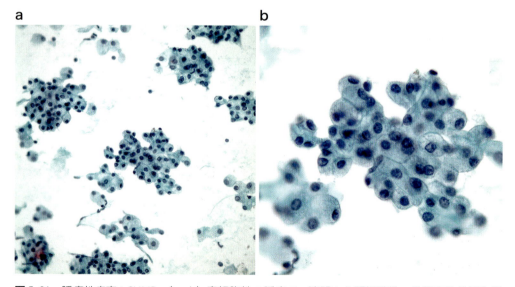

図5.21　腫瘍性病変：SUMP．(a，b) 富細胞性の腫瘍で，淡明から類好酸性の微細空胞状細胞質を有する上皮性細胞がシート状に出現している．核は腫大しているが核縁は平滑である．その後の組織診断は腺房細胞癌であった（塗抹標本，Papanicolaou染色）

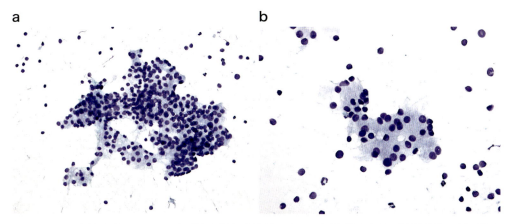

図 5.22* 腫瘍性病変：SUMP．不明瞭な微細空胞状の明るい細胞質を有する淡明細胞が緩い結合性をもって集塊状に出現している．核は小型から中型でクロマチンは均等に分布している．核の多形性はない．その後の組織診断は腺房細胞癌であった．（a）（塗抹標本，Papanicolaou 染色）（b）（塗抹標本，Papanicolaou 染色）．この症例は，腺房細胞癌の疑いという観点から，「悪性の疑い」と分類されることも可能である

*訳注：この写真は Papanicolaou 染色としては色合いが典型的ではない．

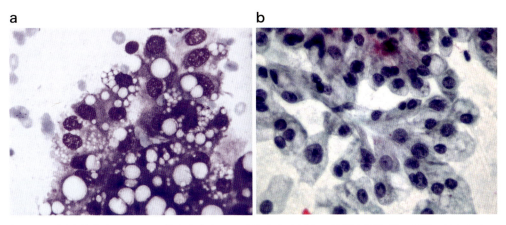

図 5.23 腫瘍性病変：SUMP．様々な大きさの空胞を含む繊細で淡明な細胞質と円形の核を有する腫瘍細胞がみられる細胞診標本である．核小体は不明瞭で核の多形性は乏しい．（a）（塗抹標本，Romanowsky 染色）（b）（塗抹標本，Papanicolaou 染色）．その後の組織診断は腺房細胞癌であった

ブロック標本）で最もよく観察されるが，May-Grünwald-Giemsa（MGG）染色では，粘液や脂質を除いて，細胞質に非特異的な薄い青色の色調をきたす．淡明な細胞質を有する腫瘍間では，その形態にはかなり類似性がみられる．淡明細胞がみられる吸引検体について，標準的な細胞学的評価で特定の診断ができない際は，もし可能なら，補助診断のために追加の検体を得るべきである（第 8 章参照）．組織化学染色（PAS, PAS-diastase, mucicarmine）をもちいて淡明細胞の性状（例えば脂質，粘液，グリコーゲン）を明確にすることは淡明細胞性腫瘍の鑑別診断の範囲を狭め，焦点を絞った免疫細胞化学のパネルを選択することに役立つ．定量的または定性的な細胞形態学的特徴および補助診断によっても特定の腫瘍の診断ができない場合は，核異型の程度，推測される鑑別診断，予想される悪性の危険度などにもとづいて「良悪性不明

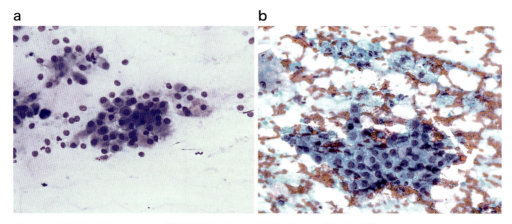

図 5.24 腫瘍性病変：SUMP．類好酸性細胞から淡明細胞まで様々な形態をしめす腫瘍の穿刺吸引細胞診標本．腫瘍細胞は単調で，微細顆粒状の細胞質を有し，結合性のよい集塊として出現している．背景には薄い粘液と淡明な細胞質を有する組織球様の細胞がみられ，鑑別として粘表皮癌が考えられる（a）（塗抹標本，Romanowsky 染色）（b）（塗抹標本，Papanicolaou 染色）

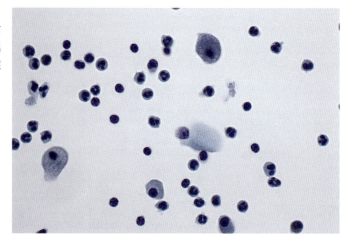

図 5.25 腫瘍性病変：SUMP．微細空胞状の淡明な細胞質を有する大型腫瘍細胞がまばらに出現する穿刺吸引細胞診標本（塗抹標本，Papanicolaou 染色）

な唾液腺腫瘍（SUMP）」，「悪性の疑い」あるいは「悪性」に分類される．

臨床的対応

　穿刺吸引細胞診にて「腫瘍性病変：良性」と分類された症例では，神経を温存して病変の完全切除をしなければならないので，切除前に病変の広がりを評価するために MRI や CT 検査をおこなうべきである（第 9 章　臨床的対応を参照）．手術対象とならない患者，あるいは神経損傷の危険性を受け入れることができない患者の場合は，外科的切除をせずに経過観察することも選択枝である．

　穿刺吸引細胞診にて「腫瘍性病変：良悪性不明な唾液腺腫瘍（SUMP）」と分類された症例の臨床的対応も同様であるが，より高度の臨床的意思決定が必要である．この区分の症例には腫瘍の広がりを評価すると同時に頸部を評価するために，術前に MRI と CT 検査をおこなうべきである．患者が手術対象とならない場合をのぞいて，神経を温存した外科的切除が適応とな

る．SUMP と診断された症例では，より正確な組織分類や切除断端の状態の把握，さらに頸部郭清の必要性を決めるために，術中迅速診断がおこなわれることがある．

報告見本

報告見本例：良性腫瘍

例1：
検体適正
腫瘍性病変：良性
多形腺腫

報告見本例：良悪性不明な唾液腺腫瘍（SUMP）

例2：
検体適正
腫瘍性病変：良悪性不明な唾液腺腫瘍（SUMP）
富細胞性類基底細胞腫瘍．所見参照．
所見：異型に乏しい核を持つ類基底細胞が一様に出現している標本で，背景には細線維状の基質がみられる．核分裂や壊死はみられない．富細胞性多形腺腫を示唆する所見であるが，その他の基質産生性類基底細胞腫瘍，たとえば，基底細胞腺腫，基底細胞腺癌，上皮筋上皮癌の可能性が完全には否定できない．

例3：
検体適正
腫瘍性病変：良悪性不明な唾液腺腫瘍（SUMP）
淡明細胞をともなう富細胞性腫瘍．所見参照．
所見：淡明細胞をともなう低悪性度二相性腫瘍である．多形腺腫と筋上皮腫が鑑別診断として考えられるが，上皮筋上皮癌の可能性を完全には否定できない．

〔文献〕
1. Klijanienko J, Vielh P. Fine-needle sampling of salivary gland lesions. II. Cytology and histology correlation of 71 cases of Warthin's tumor (adenolymphoma). Diagn Cytopathol. 1997;16(3):221–5.
2. Colella G, Cannavale R, Flamminio F, Foschini MP. Fine-needle aspiration cytology of salivary gland lesions: a systematic review. J Oral Maxillofac Surg. 2010;68(9):2146–53.
3. Faquin WC, Powers CN. Salivary gland cytopathology. Essentials in cytopathology, vol. 5. Rosenthal DL, series editor. New York: Springer; 2008.
4. Eneroth CM, Jakobsson P, Zajicek J. Aspiration biopsy of salivary gland tumors. V. Morphologic investigations on smears and histologic sections of acinic cell carcinoma. Acta Radiol Suppl.

1971;310:85–93.
5. Griffith CC, Pai RK, Schneider F, Duvvuri U, Ferris RL, Johnson JT, Seethala RR. Salivary gland tumor fine-needle aspiration cytology: a proposal for a risk stratification classification. Am J Clin Pathol. 2015;143(6):839–53.
6. Ashraf A, Shaikh AS, Kamal F, Sarfraz R, Bukhari MH. Diagnostic reliability of FNAC for salivary gland swellings: a comparative study. Diagn Cytopathol. 2010;38(7):499–504.
7. Zerpa VZ, Gonzáles MTC, Porras GA, Acuña MM, Ferriol EE, Galofre JD. Diagnostic accuracy of fine needle aspiration cytology in parotid tumours. Acta Otorrinolaringol. 2014;65(3):157–61.
8. Rossi ED, Wong LQ, Bizzarro T, Petrone G, Mule A, Fadda G, Baloch ZM. The impact of FNAC in the management of salivary gland lesions: institutional experiences leading to a risk-based classification scheme. Cancer Cytopathol. 2016;124(6):388–96.
9. Brandwein MS, Huvos AG. Oncocytic tumors of major salivary glands. A study of 68 cases with follow-up of 44 patients. Am J Surg Pathol. 1991;15(6):514–28.
10. Walaas L, Kindblom LG. Lipomatous tumors: a correlative cytologic and histologic study of 27 tumors examined by fine needle aspiration cytology. Hum Pathol. 1985;16(1):6–18.
11. Eneroth CM. Histological and clinical aspects of parotid tumours. Acta Otolaryngol Suppl. 1964;188(Suppl 191):1–99.
12. Mooney EE, Layfield LJ, Dodd LG. Fine-needle aspiration of neural lesions. Diagn Cytopathol. 1999;20(1):1–5.
13. Childers EL, Furlong MA, Fanburg-Smith JC. Hemangioma of the salivary gland: a study of ten cases of a rarely biopsied/excised lesion. Ann Diagn Pathol. 2002;6(6):339–44.
14. Klijanienko J, Vielh P. Fine-needle sample of salivary gland lesions. V: cytology of 22 cases of acinic cell carcinoma with histologic correlation. Diagn Cytopathol. 1997;17(5):347–52.
15. Wakely PE. Oncocytic and oncocytic-like lesions of the head and neck. Ann Diagn Pathol. 2008;12(3):220–30.
16. Tjioe KC, de Lima HG, Thompson LD, Lara VS, Damante JH, Oliveira-Santos C. Papillary cystadenoma of minor salivary glands: report of 11 cases and review of the English literature. Head Neck Pathol. 2015;9(3):354–9.
17. Chin S, Kim HK, Kwak JJ. Oncocytic papillary cystadenoma of major salivary glands: three rare cases with diverse cytologic features. J Cytol. 2014;31(4):221–3.
18. Wade TV, LiVolsi VA, Montone KT, Baloch ZW. A cytohistologic correlation of mucoepidermoid carcinoma: emphasizing the rare oncocytic variant. Pathol Res Int. 2011;2011:135796.
19. D'Antonio A, Boscaino A, Caleo A, Addesso M, Orabona P. Oncocytic variant of mucoepidermoid carcinoma: a diagnostic challenge for the pathologist. Indian J Pathol Microbiol. 2015;58(2):201–3.
20. Katz-Selbst ML, Chhieng DC. Fine needle aspiration biopsy of recurrent oncocytic carcinoma of parotid gland. Diagn Cytopathol. 2009;37(11):849–52.
21. Collla G, Apicella A, Bove P, Rossiello L, Trodella M, Rossiello R. Oncocytic carcinoma of the accessory lobe of the parotid gland. J Craniofac Surg. 2010;21(6):1987–90.
22. Schmitt AC, Cohen C, Siddiqui MT. Expression of SOX10 in salivary gland oncocytic neoplasms: a review and comparative analysis with other immunohistochemical markers. Acta Cytol. 2015;59(5):384–90.
23. Samulski TD, LiVolsi VA, Baloch Z. The cytopathologic features of mammary analog secretory and its mimics. Cytojournal. 2014;11:24.
24. Tyagi R, Dey P. Diagnostic problems of salivary gland tumors. Diagn Cytopathol. 2015;43(6):495–509.
25. Layfield LJ, Glasgow BJ. Aspiration cytology of clear-cell lesions of the parotid gland: morphologic features and differential diagnosis. Diagn Cytopathol. 1993;9(6):705–11.

第 6 章

悪性の疑い

Suspicious for Malignancy

Esther Diana Rossi, Andrew S. Field, Syed Z. Ali, Ashish Chandra,
Yun Gong, Zahra Maleki, Bo Ping, and He Wang

背 景

　「意義不明な異型（Atypia of undetermined Significance: AUS）」，「腫瘍：良悪性不明な腫瘍（Salivary gland neoplasm of Uncertain Malignant Potential: SUMP）」，そして「悪性の疑い（Suspicious for Malignancy: SM）」の区分は，ミラノシステムにおいて良悪性鑑別困難の診断区分を意味している[1]．これらは悪性の危険度（risk of malignancy: ROM）の層別化に用いられ，細胞数が少ない，あるいは様々なアーチファクトのために診断に限界があり，その検体をより特異的な良性または悪性の診断区分に分類できないということを唾液腺疾患を取扱う臨床医に伝える（第4章と第5章を参照）．「悪性の疑い」の診断区分は，ほぼすべての細胞診報告システムで使用される伝統的な診断的区分であるので，その特徴は実地の細胞診断医にはよく知られている[2-7]．

　「悪性の疑い」を「悪性」から区別する目的は，穿刺吸引細胞診で「悪性」と診断された病変における陽性的中率（positive predictive value; PPV）を高く維持し，それと同時に，量的および／または質的に悪性の細胞学的基準を満たしていない穿刺吸引検体を分類するための，比較的高い悪性の危険度（ROM）をしめす選択肢を提供するためである[8-16]．ミラノシステムでは，「悪性の疑い」区分に対するROMは60％に達する[1]．唾液腺腫瘍における免疫組織化学および分子マーカーの利用拡大にともない（第8章を参照），「悪性の疑い」に分類された穿刺吸引細胞診検体の一部では，補助診断を実施することで，より特異的な診断にいたるかもしれない．

定 義

　悪性と確定できる診断基準のすべてを満たさないがそのいくつかがみられ，全体的な細胞学的特徴が悪性を示唆する場合に「悪性の疑い」に分類される．

診断基準

　「悪性の疑い」の診断をする際には，穿刺吸引細胞診が唾液腺原発の悪性病変疑いなのか，

転移疑いなのか，悪性リンパ腫疑いなのかについて記載されるべきである[8-12].「悪性の疑い」症例のかなりの割合を，高悪性度癌だが細胞が十分に採取されていないという検体が占める.「悪性の疑い」の診断になる場合には以下のものが含まれる.

- 塗抹不良，細胞保存不良，固定時のアーチファクトあるいは炎症および血液の混入のため観察困難な高度異型細胞（図6.1，6.2）.
- 特異的な悪性病変の細胞学所見がわずかにみられる（たとえば腺様嚢胞癌，粘表皮癌，腺房細胞癌），あるいは細胞がまばらにしかみられない吸引検体（図6.3，6.4，6.5）.
- 一部の細胞に異型が目立つあるいは悪性を疑う細胞所見がみられるが，良性所見をしめす細胞が混在している（図6.6）. 異型の所見には，核小体の明瞭化，大型核小体，核の大小不同，核細胞質比の増大，鋳型状核配列，顕著な核の多形性，異型核分裂像，クロマチンの塊状化や粗大化などが含まれる（図6.7）.

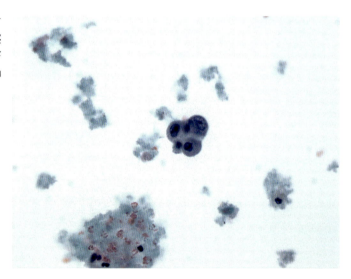

図6.1 悪性の疑い．癌を示唆する高度異型細胞がごく僅かに観察されるが，細胞少数のため分類が難しい（塗抹標本，Papanicolaou染色）

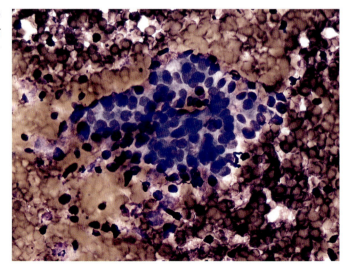

図6.2 悪性の疑い．高悪性度の癌を示唆する高度異型細胞を含んでいるが，血液のため十分な評価が困難である（塗抹標本，Romanowsky染色）

図 6.3 悪性の疑い．腺房細胞癌を示唆する上皮細胞集塊がみられるが，細胞量が少なく血液が背景にみられ，補助診断がなされていないので確定は困難である（塗抹標本，Papanicolaou 染色）

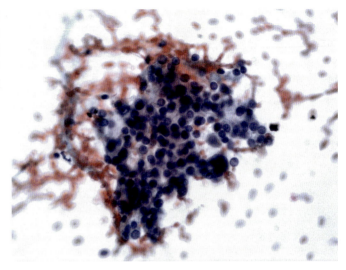

図 6.4 悪性の疑い．類基底細胞と豊富な球状の基質成分からなり腺様嚢胞癌が疑われる（塗抹標本，Papanicolaou 染色）

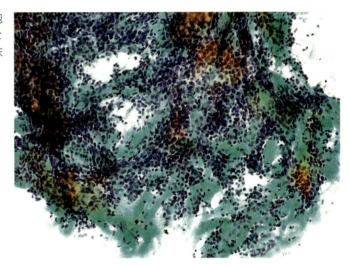

図 6.5 悪性の疑い．類表皮様の特徴をしめす上皮細胞がみられ，粘表皮癌が疑われる（塗抹標本，Papanicolaou 染色）

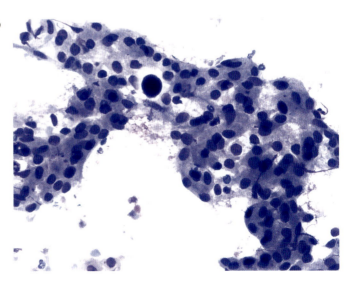

第 6 章 悪性の疑い

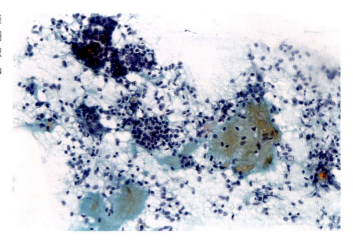

図 6.6 悪性の疑い．多形腺腫様の細胞像にまじって，一部の細胞に高度の細胞異型（左上）が認められる（塗抹標本，Papanicolaou 染色）

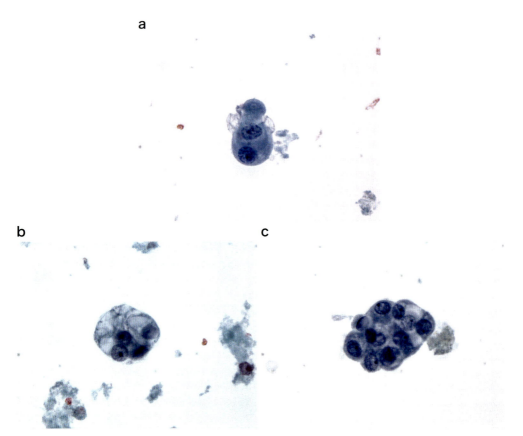

図 6.7 悪性の疑い．細胞数が少ないが，ところどころに高度異型細胞の小型集塊がみられ癌を疑う．切除検体では高悪性度粘表皮癌であった（塗抹標本，Papanicolaou 染色）

・神経内分泌腫瘍を示唆する異型細胞がわずかにみられる（図 6.8）．

　唾液腺吸引検体において，リンパ球が非常に多い場合や，背景に顕微鏡的なリンパ球の細胞質断片である"lymphoglandular bodies"をともなって異型リンパ球がみられた場合には，一般的に鑑別診断として悪性リンパ腫が考慮される[17, 18]．通常，フローサイトメトリーに

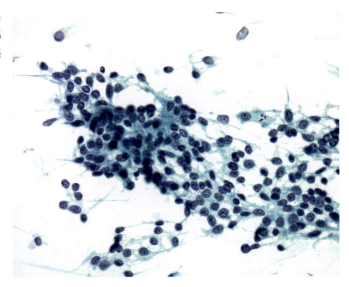

図6.8 悪性の疑い．ごま塩状のクロマチンを示し，神経内分泌系分化が示唆される腫瘍細胞集団が認められる（塗抹標本, Papanicolaou染色）

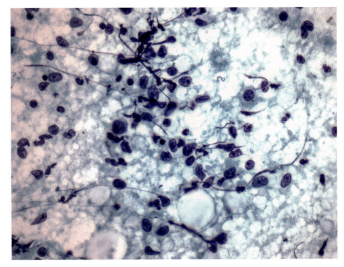

図6.9 悪性の疑い．腫大した異型リンパ球がみられ，大細胞型リンパ腫が疑われる（塗抹標本 Papanicolaou染色）

よってなされる免疫表現型の解析は，細胞診検体でリンパ腫の診断をなす場合の重要な鍵となる．徹底的な臨床所見との対比も不可欠である．リンパ腫の正確な亜分類には補助的な免疫組織学的および分子的検索が必要である．「悪性の疑い」に分類されるリンパ腫の吸引検体の多くでは，これら補助的診断を行うのに十分な検体が採取されていない[17,18]．リンパ腫の細胞所見の詳細については本アトラスの範疇を超えているが，リンパ腫を示唆する細胞学的特徴の一部には以下のものが含まれる：

・大細胞型リンパ腫にみられるような腫大した異型リンパ球成分（図6.9）
・一様なリンパ球の出現．これらは中等度悪性濾胞性リンパ腫由来の小型／中型リンパ球（図6.10）や，マントル細胞リンパ腫を示唆する胚中心細胞に類似する角ばったり，切れ込みのある核をしめすもの，または小リンパ球性リンパ腫を示唆する円形核と粗いクロマチンを有する小型リンパ球などである．

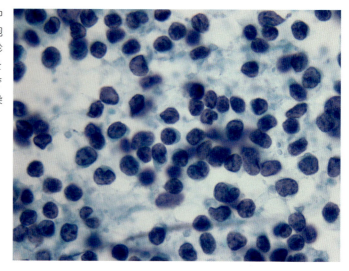

図 6.10 悪性の疑い．一様な中型リンパ球が出現しており，細胞所見のみからはリンパ腫疑いと診断される．分類には免疫表現型を含むさらなる補助的検査が必要である（塗抹標本 Papanicolaou 染色）

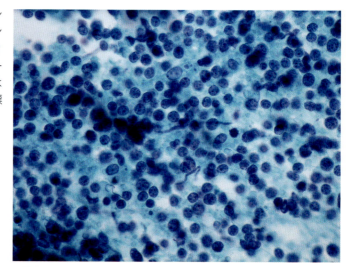

図 6.11 悪性の疑い．中型リンパ球が優勢であるが多彩なリンパ球が出現しており，辺縁帯リンパ腫でみられるようなパターンをしめす．さらなる分類には補助診断が必要である．（塗抹標本，Papanicolaou 染色）

・異型をしめす多彩なリンパ球（図 6.11）．特に節外性濾胞辺縁帯リンパ腫（Extranodal marginal zone lymphomas: ENMZL）は多彩な細胞をしめすのが特徴で，小型〜中型の胚中心細胞様細胞，より少数の大型リンパ球，形質細胞様細胞，核破砕物貪食マクロファージ，樹状細胞，形質細胞を含む．

説 明

「悪性の疑い」の診断は，最適でない検体において限局性に高度の細胞異型がみられる場合につけられる．細胞成分に乏しい，または適切に作製されていない穿刺吸引検体に，悪性を示唆するような明らかな異型をいったん認めた場合は，もはやその症例は「検体不適正」や「診断不能」ではない．また「悪性の疑い」は，通常 AUS や SUMP よりも高度な細胞異型の存在を意味し，悪性病変を強く疑うことになる．「悪性の疑い」は，細胞像全体としては AUS や

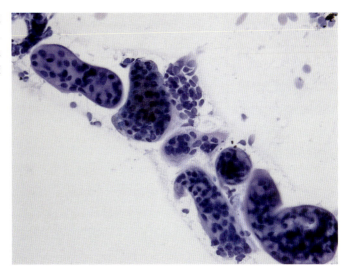

図 6.12 悪性の疑い．腺様嚢胞癌を強く疑う細胞所見がみられるが，検体が Papanicolaou 染色標本一枚のみに限られる（塗抹標本，Papanicolaou 染色）

SUMP に分類されたほうがよい症例には使用されるべきでない．AUS や SUMP は「悪性の疑い」よりも有意に低い ROM と関連づけられている．AUS，SUMP および「悪性の疑い」の細胞所見による差はわずかで，時に主観的であるが，注意深く細胞所見を吟味し適切に補助診断を利用することが正確な分類のために有用である．場合により補助診断が利用可能になることで，「悪性の疑い」の診断が「悪性」にアップグレードすることもある．現場での迅速細胞診断（ROSE）が実施されれば必ず穿刺吸引細胞診の質的および量的な改善につながり，追加検査用の検体のふり分けに役立つ．

　「悪性の疑い」に分類される唾液腺穿刺吸引細胞診のほとんどは，悪性の確定診断を困難にするなんらかの要因をともなう高悪性度癌である．中には特定の唾液腺癌の細胞学的特徴の多くをもつが，質的または量的理由のため，確定診断には至らない低悪性度の唾液腺癌もある（図 6.12）．これらは低悪性度の粘表皮癌，腺房細胞癌，腺様嚢胞癌の吸引検体がほとんどをしめる．その他の腫瘍として神経内分泌癌があり，唾液腺領域ではまれであるが，補助診断に十分な検体量が採取されていれば悪性と診断できる．唾液腺の神経内分泌癌で最も多いものは，メルケル細胞様の特徴をもつ低分化型神経内分泌癌で，不適正な検体でない限り，通常は細胞所見のみで悪性と判定される．

　非常に多くのリンパ球を含む唾液腺吸引検体をリンパ腫と確定診断するためには，補助診断が必要である．あるいは吸引検体に大型異型リンパ球の出現や一様なリンパ球の出現など，リンパ腫を示唆する細胞学的パターンがみられる場合には「悪性の疑い」に分類される．最も頻度が高いのは，多彩性のあるリンパ球がみられ，鑑別診断として反応性リンパ過形成，慢性唾液腺炎，またはシェーグレン症候群などの良性病変があげられる場合である．時にこのような症例では，リンパ腫を疑うのに十分な細胞異型や臨床的特徴をしめすが，最終的にリンパ腫を確定または否定するためにはフローサイトメトリーや他の免疫表現型解析法が必須である．もし穿刺吸引細胞診がフローサイトメトリーに提出されていなかった場合は，再検しフローサイトメトリーをおこなうのが最適であるが，周囲に頭頸部専門医がいる場合は針生検（core biopsy）の追加が望ましい．血液病理との対比が推奨され，中にはリンパ腫の確定診断および

亜分類のために，病変の外科的切除が適応となる場合もある．ホジキンリンパ腫が唾液腺や耳下腺内リンパ節に波及することはまれであるが，古典的ホジキンリンパ腫は特有の細胞所見を呈するため，ほとんどの例では少なくとも"ホジキンリンパ腫疑い"の診断にいたる．フローサイトメトリーは一般的にホジキンリンパ腫の診断を確定するには有用でないが，その他の補助診断のための材料が必要で，診断確定には切除生検が必要かもしれない．

臨床的対応

「悪性の疑い」の細胞診断は，悪性病変を示唆し，かつ悪性の危険度が高いが，「悪性」と同等ではない．「悪性の疑い」は根治的手術，化学療法，放射線療法の根拠として単独で使用することはできない（第9章参照）．「悪性の疑い」の診断に対しては，穿刺吸引細胞診の再検，針生検，切開生検，外科的切除などにより，追加検体を得るべきかどうかを考慮すべきである．穿刺吸引細胞診の再検がおこなわれた場合は，必要とされる補助診断に適正な検体が得られるよう，あらゆる努力がなされるべきである．臨床所見および画像所見との対比はもちろん重要であり，手術がおこなわれた場合，適用のある症例では術中迅速診断も考慮される．

報告見本

例1：
適正
悪性の疑い
異型高度な細胞がごくわずかに観察される．高悪性度の癌を疑う．

例2：
適正
悪性の疑い
高悪性度の粘表皮癌／腺様嚢胞癌／唾液腺導管癌を疑う

例3：
細胞成分が少量のため十分な評価が困難
悪性の疑い
粘液性背景内に異型細胞があり，低異型度の粘表皮癌を疑う．

例4：
適正
悪性の疑い

大型異型リンパ球がわずかにみられ，非ホジキンリンパ腫を疑う．所見参照．
所見：穿刺吸引細胞診再検あるいは組織検体において，フローサイトメトリーや免疫化学による免疫表現型解析を用いてのさらなる評価が推奨される．

例5：
適正
悪性の疑い
一様な異型小型リンパ球がみられ，非ホジキンリンパ腫を疑う．所見参照．
所見：フローサイトメトリーを含む補助診断によるさらなる評価のために穿刺吸引細胞診再検もしくは組織生検での追加検体採取が推奨される．

例6：
保存良好な細胞が少量であるため十分な評価が困難
悪性の疑い
ところどころに異型扁平上皮細胞および異常角化細胞を認める囊胞内容，角化型扁平上皮癌の転移を疑う．

〔文献〕

1. Rossi ED, Faquin WC, Baloch Z, Barkan GA, Foschini MP, Pusztaszeri M, et al. The Milan system for reporting salivary gland cytopathology: analysis and suggestions of initial survey. Cancer Cytopathol. 2017;125(10):757–66. https://doi.org/10.1002/cncy.21898.
2. Contucci AM, Corina L, Sergi B, Fadda G, Paludetti G. Correlation between fine needle aspiration biopsy and histologic findings in parotid masses. Personal experience. Acta Otorhinolaryngol Ital. 2003;23(4):314–8.
3. Griffith CC, Pai RK, Schneider F, Duvvuri U, Ferris RL, Johnson JT, Seethala RR. Salivary gland tumor fine needle aspiration cytology. A proposal for a risk stratification classification. Am J Clin Pathol. 2015;143(6):839–53.
4. Hughes JH, Volk EE, Wilbur DC, Cytopathology Resource Committee, College of American Pathologists. Pitfalls in salivary gland fine needle aspiration cytology: lessons from the college of American pathologists interlaboratory comparison program in nongynaecologic cytology. Arch Pathol Lab Med. 2005;129(1):26–31.
5. Jain R, Gupta R, Kudesia M, Singh S. Fine needle aspiration cytology in diagnosis of salivary gland lesions: a study with histologic comparison. Cytojournal. 2013;10:5.
6. Mairembam P, Jay A, Beale T, Morley S, Vaz F, Kalavrezos N, Kocjan G. Salivary gland FNA cytology: role as a triage tool and an approach to pitfalls in cytomorphology. Cytopathology. 2016;27(2):91–6.
7. Rossi ED, Wong LQ, Bizzarro T, Petrone G, Mule A, Fadda G, Baloch ZM. The impact of fine needle aspiration cytology in the management of salivary gland lesions: institutional experiences leading to a risk based classification scheme. Cancer Cytopathol. 2016;124(6):388–96.
8. Brennan PA, Davies B, Poller D, Mead Z, Bayne D, Puxeddu R, Oeppen RS. Fine needle aspiration cytology (FNAC) of salivary gland tumours: repeat aspiration provides further information in cases with an unclear initial cytological diagnosis. Br J Oral Maxillofac Surg. 2010;48(1):26–9.
9. Wei S, Layfield LJ, LiVolsi VA, Montone KT, Baloch ZW. Reporting of fine needle aspiration (FNA) specimens of salivary gland lesions: a comprehensive review. Diagn Cytopathol. 2017;45(9):820–7.
10. Colella G, Cannavale R, Flamminio F, Foschini MP. Fine-needle aspiration cytology of sali-

10. Colella G, Cannavale R, Flamminio F, Foschini MP. Fine-needle aspiration cytology of salivary gland lesions: a systematic review. J Oral Maxillofac Surg. 2010;68(9):2146–53.
11. Tyagi R, Dey P. Diagnostic problems of salivary gland tumors. Diagn Cytopathol. 2015;43(6):495–509.
12. Wang H, Fundakowski C, Khurana JS, Jhala N. Fine-needle aspiration biopsy of salivary gland lesions. Arch Pathol Lab Med. 2015;139(12):1491–7.
13. Darvishian F, Lin O. Myoepithelial cell-rich neoplasms: cytologic features of benign and malignant lesions. Cancer Cytopathol. 2004;102(6):355–61.
14. Chen L, Ray N, He H, Hoschar A. Cytopathologic analysis of stroma-poor salivary gland epithelial/myoepithelial neoplasms on fine needle aspiration. Acta Cytol. 2012;56(1):25–33.
15. Layfield LJ, Glasgow BJ. Diagnosis of salivary gland tumors by fine needle aspiration cytology: a review of clinical utility and pitfalls. Diagn Cytopathol. 1991;7(3):267–72.
16. Singh Nanda KD, Mehta A, Nanda J. Fine-needle aspiration cytology: a reliable tool in the diagnosis of salivary gland lesions. J Oral Pathol Med. 2012;41(1):106–12.
17. Turner MD. Salivary gland disease in Sjögren's syndrome: sialoadenitis to lymphoma. Oral Maxillofac Surg Clin North Am. 2014;26(1):75–81.
18. Field AS, Geddie WR. Cytohistology of Lymph Nodes and Spleen, Cambridge University Press, Cambridge, United Kingdom, 2014.

第 7 章

悪 性

Malignant

Swati Mehrotra, Mousa A. Al-Abbadi, Güliz A. Barkan, Stefan E. Pambuccian,
Philippe Vielh, He Wang, and Eva M. Wojcik

背景

　悪性唾液腺腫瘍は大唾液腺や小唾液腺に原発し，多様な組織型を含む[1-4]．それに加えて，様々な二次性腫瘍（皮膚扁平上皮癌の転移など）も唾液腺や腺内リンパ節，唾液腺周囲リンパ節に発生する．悪性腫瘍の多くは耳下腺や顎下腺に生じ，唾液腺穿刺吸引細胞診の対象となる[1-9]．本章では，大唾液腺に高頻度に発生し穿刺吸引細胞診にて診断される腫瘍について解説する．前章で述べたように，低悪性度唾液腺癌の中には，対応する良性腫瘍と細胞所見が類似するものがあるが，より頻度の高い原発性癌の多くでは，十分に検体が採取され，また補助診断用の検体があれば「悪性」と分類するのに十分な特徴をしめす．唾液腺穿刺吸引細胞診で「悪性」と診断した場合には，治療方針に影響するため，さらに悪性度の分類を試みるべきである（第9章参照）．

定義

　「悪性」と分類される唾液腺吸引検体には特徴的な細胞所見のみで悪性と診断されるものと，補助診断を加味して悪性と診断されるものがある．可能であれば，組織型とともに腫瘍の悪性度にも言及すべきである（低悪性度粘表皮癌など）．

【低悪性度癌】

●腺房細胞癌

　腺房細胞癌は，全唾液腺悪性上皮性腫瘍の約10～15％の発生率を示し，悪性唾液腺腫瘍の中で粘表皮癌の次に多い．小児では，唾液腺癌腫の1/3を占める[7,8]．やや女性に多く（1.5：1），幅広い年齢層に生じる（診断時の平均年齢は50歳である）．腺房細胞癌は耳下腺に好発する．以前腺房細胞癌と診断されていた多くの小唾液腺腫瘍は分泌癌（乳腺相似分泌癌）に再分類されることになった．大多数の腺房細胞癌は可動性があり，軟～硬性で，境界明瞭な1～4cmの腫瘤状を呈する．無症候性であることが多いが，徐々に大きくなり，痛みや周囲組織との癒着，顔面神経麻痺をともなう場合には予後不良と考えられ，高悪性度転化をともなって

いる可能性もある．腺房細胞癌は頸部リンパ節に転移することがあり，35％の症例で局所再発する．遠隔転移は稀であるが，肝転移や肺転移の報告がある．

診断基準

　腺房細胞癌は，少なくとも一部の腫瘍細胞がジアスターゼ抵抗性PAS陽性の細胞質内チモーゲン顆粒を有し，漿液性腺房分化をしめす悪性上皮性腫瘍である．一般的に腺房細胞癌の穿刺吸引細胞診では以下のような特徴像をしめす．

- 「単調な」上皮細胞成分からなる細胞成分豊富な塗抹標本（図7.1）
- 核細胞質比（N／C比）が低い多辺形の腫瘍細胞で，好塩基性の豊富で繊細な空胞状細胞質を有する（図7.2）
- 症例により様々な量の細胞質内チモーゲン顆粒をもつ．これらの顆粒はジアスターゼ抵抗性

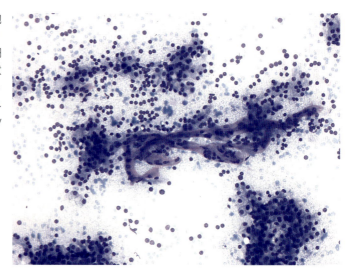

図7.1 悪性．腺房細胞癌．細胞成分豊富で，脆弱な腺房細胞よりなる結合性の緩い細胞集塊が繊細な血管網に付着している．顆粒状の背景に多数の裸核状細胞がみられるが，導管細胞は全く認められない（塗抹標本，Romanowsky染色）

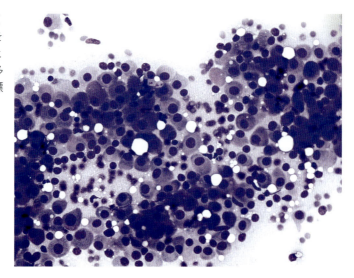

図7.2 悪性．腺房細胞癌．よく保存され繊細な顆粒状細胞質をもつ結合の低下した腫瘍細胞と裸核がみられる．腫瘍細胞は多辺形でN/C比が低い（塗抹標本，Romanowsky染色）

PAS 陽性（図 7.3）である
- 散在性あるいは結合性の緩い集塊が主体（ブドウの房状の小葉構造はしめさない）
- 腫瘍細胞が緩い結合性で付着する血管網あるいは乳頭状構造を形成する
- 明瞭な核小体を有し，均一で円形の偏在核（図 7.4）
- 核の多形性はほとんどない
- 核分裂像や壊死はみられない
- きれいな背景あるいは泡沫状の背景に裸核がみられる
- 症例によっては背景にリンパ球がみられる
- まれに砂粒体がみられる

説明

　腺房細胞癌は通常散在性の出現パターンをしめすが，ときに細胞密度の高い小集塊や豊富な血管網を細胞が取り囲む乳頭状集塊として出現する．腫瘍細胞は大型で多辺形〜卵円形をしめし，細胞境界が不明瞭で，豊富で繊細な空胞状好塩基性細胞質を有する．漿液性腺房分化をしめす細胞質内チモーゲン顆粒は，通常粗大で Papanicolaou 染色標本にて好塩基性に染色され

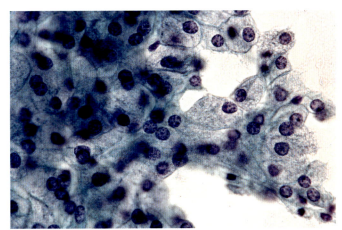

図 7.3　悪性．腺房細胞癌．繊細で豊富な粗顆粒状の細胞質を有する細胞のシート状集塊（塗抹標本，Papanicolaou 染色）

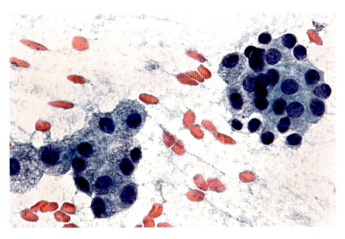

図 7.4　悪性．腺房細胞癌．立体的な腺房細胞の集塊が出現している．豊富で繊細な細胞質，低い N/C 比，明瞭な核小体をもつ均一な円形〜卵円形核（塗抹標本，Papanicolaou 染色）

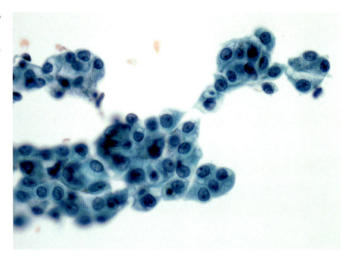

図 7.5 悪性．腺房細胞癌．やや N/C 比の高い細胞が緩く結合した集塊状にみられ，非特異的な腺細胞の像を呈する（塗抹標本，Papanicolaou 染色）

る．チモーゲン顆粒は Romanowsky 染色でより良く観察され，赤色あるいは赤紫色を呈する．しかし，残念ながらチモーゲン顆粒は乏しいことが多く，通常の細胞診標本では検出しにくい．吸引検体では，漿液性腺房細胞に加えて淡明細胞や介在部導管様細胞，非特異的な腺細胞もみられる．介在部導管様細胞は，小型立方形で N/C 比がより高く，細胞中心性の核を有し細胞質内チモーゲン顆粒を欠く．非特異的な腺細胞はしばしばみられ，介在部導管様細胞に類似するが，より大きく丸い（図 7.5）．大多数の腺房細胞癌では核の多形性がほとんどなく，核分裂像や壊死はみられない．吸引検体では，多数の裸核が出現し，リンパ球との判別が難しいことがある．できるだけ補助診断のための検体を確保すべきである．ジアスターゼ抵抗性 PAS 陽性の細胞質内チモーゲン顆粒の証明は有用である．正常の腺房と比較して，腺房細胞癌ではアミラーゼが必ずしも発現せず，筋上皮マーカー（平滑筋アクチン，p63, CK5/6, calponin, S100 蛋白）は通常陰性である．腺房細胞癌の最も有用な補助マーカーは DOG1（anoctamin-1, gastrointestinal stromal tumors のマーカーとしても知られる）や SOX10 である（表 7.1）（第 8 章参照）．

　腺房細胞癌は通常悪性とは思えないほど異型に乏しい腫瘍であるため，ときに非腫瘍性唾液腺成分や唾液腺症と混同される．後二者では，正常の腺房細胞と導管細胞から成る特徴的なブドウの房状配列が保たれている．一方で，腺房細胞癌では細胞結合性の低下した腺房細胞がより単調に出現し，非腫瘍性腺房細胞のブドウの房状形態を欠く．細胞がより空胞状あるいは淡明である場合には，低悪性度粘表皮癌と混同されることもあるが，後者は粘液染色で陽性であり，また中間細胞，類表皮細胞，粘液細胞の 3 種類の細胞が混在する．同様に，空胞状腺房細胞は，脂腺系腫瘍や上皮筋上皮癌とも混同されることがあるが，前者では脂質に富んだ豊富な細胞質を有しジアスターゼ消化 PAS 陰性であり，また後者は筋上皮マーカーを発現しジアスターゼ消化 PAS 陰性である．

　腺房細胞癌は分泌癌と細胞所見に共通点が多く，別の組織型として認識される前には分泌癌は腺房細胞癌と診断されていた．しかしながら，分泌癌はジアスターゼ消化 PAS 陽性の細胞質内チモーゲン顆粒を欠き，DOG1 陰性で，S100 蛋白や GATA-3, mammaglobin がびまん性に発現する．細胞診検体を用いた分子生物学的検索で，分泌癌に特異的な *ETV6／NTRK3* 融合

表7.1 低悪性度唾液腺腫瘍の鑑別診断における免疫染色

	p63/p40	SMA, SMMHC, calponin	S100	CK8/18	CK5/6	CD117	MUCIN	PAS-D	DOG1
ACC	−	−	−	+	−	−	−	+ (顆粒状)	+
AdCC	+ (ME)	+ (ME)	+	+ (EP)	+ (ME)	+	−	−	−
MEC, LG	+ (SQ)	−	−	+ (MUC)	+ (SQ)	−	+	+	−
SC	−	−	+++	+	−	−	+	±	−
EMC	+ (ME)	+ (ME)	+ (ME)	+ (EP)	+ (ME)	−	−	−	−
MC	+	+	+	−	+	−	−	−	−

PAS-D（Periodic acid-Schiff with diastase）ジアスターゼ抵抗性 PAS，SMA（smooth muscle actin）平滑筋アクチン，SMMHC（smooth muscle myosin heavy chain）平滑筋ミオシン重鎖，ACC（Acinic cell carcinoma）腺房細胞癌，AdCC（Adenoid cystic carcinoma）腺様嚢胞癌，MEC LG（Mucoepidermoid carcinoma low-grade）低悪性度粘表皮癌，SC（Secretory carcinoma, mammary analogue secretory carcinoma [MASC]）分泌癌，EMC（Epithelial-myoepithelial carcinoma）上皮筋上皮癌，MC（Myoepithelial carcinoma）筋上皮癌，ME（Myoepithelial cells）筋上皮細胞，EP（Epithelial [luminal] cells）腺管上皮細胞，SQ（squamoid [epidermoid] cells）類表皮細胞，MUC（mucin-secretory cells）粘液分泌細胞

遺伝子を調べることができる．その他の鑑別診断としては，オンコサイトーマやワルチン腫瘍が挙げられる．腺房細胞癌でみられる「好酸性」細胞とは異なり，ワルチン腫瘍やオンコサイトーマの真の好酸性細胞は，非空胞状の濃染する顆粒状細胞質を有し，組織化学的に PTAH 陽性である．

介在部導管様細胞や非特異的な腺細胞が優位な腺房細胞癌では，細胞学的に腺房細胞癌と認識することが難しく，「腫瘍性病変：SUMP」または「悪性の疑い」と分類される．

転移性腎細胞癌が腺房細胞癌に類似することがあり，免疫組織化学や既往歴，画像所見が腺房細胞癌との鑑別に最も有用である．稀に，腺房細胞癌は高悪性度転化（「脱分化」）することがあり（図7.6），その場合には穿刺吸引細胞診では高悪性度癌と診断される．

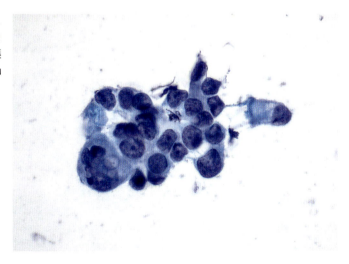

図7.6 悪性．高悪性度転化をともなう腺房細胞癌．核の多形性をしめす上皮細胞が結合性の低い集塊で出現（塗抹標本，Papanicolaou 染色）

●分泌癌

　分泌癌は以前には乳腺相似分泌癌（mammary analogue secretory carcinoma［MASC］）と呼ばれていたが，頭頸部腫瘍2017年版WHO分類[7]において低悪性度唾液腺腫瘍のひとつとして記載されている[7, 10-12]．分泌癌は乳腺の分泌癌と同様に，S100蛋白やmammaglobin，vimentinを発現し，t（12;15）（p13;q25）転座とその結果としての*ETV6-NTRK3*融合遺伝子産物が認められる．耳下腺に好発し，口腔内小唾液腺と顎下腺がそれに続く．大多数が成人に生じ，平均年齢は47歳（14〜78歳），性差はみられない[7]．腫瘍の大きさは1〜4cmである．臨床経過は進行が緩徐で，中等度のリスクで局所再発（15%）やリンパ節転移（20%）をきたし，遠隔転移のリスクは低い（5%）[7, 10-12]．他の低悪性度唾液腺腫瘍と同様に高悪性度転化の報告例がある[13, 14]．

診断基準

　分泌癌は好酸性のコロイド様分泌物を背景に，微小囊胞状，管状，充実性構造をなす（図7.7）．腫瘍細胞は，異型の弱い淡染性の核を有し，微細顆粒状クロマチンと中心性の明瞭な核小体が認められる（図7.8）．また，淡明からピンク色で，空胞状あるいは顆粒状の中等量か

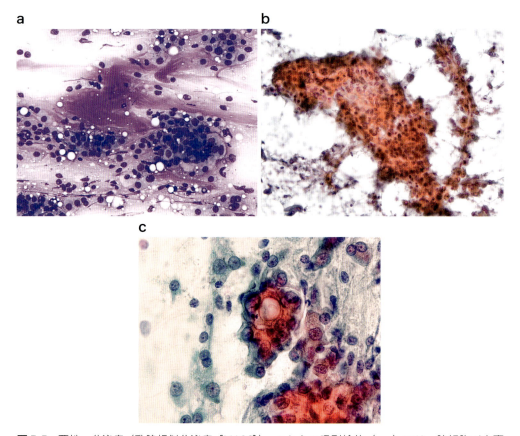

図7.7 悪性．分泌癌（乳腺相似分泌癌［MASC］）．これらの吸引検体（a-c）では，腺細胞が小囊胞状，管状，小濾胞状，充実性シート状といった異なる構造を示し，好酸性のコロイド様分泌物をともなう（塗抹標本，PapanicolaouおよびRomanowsky染色）

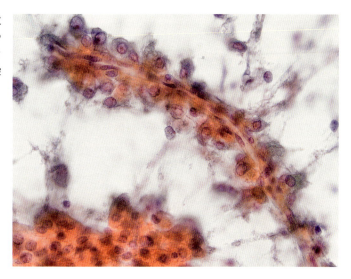

図7.8 悪性．分泌癌．細顆粒状クロマチンと明瞭な核小体をもつ異型の弱い核を有する細胞からなる（塗抹標本，Papanicolaou染色）

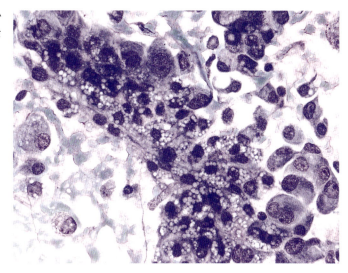

図7.9 悪性．分泌癌．中等量から豊富な淡い細胞質内に著明な空胞がみられる（塗抹標本，Romanowsky染色）

ら豊富な細胞質をもつ（図7.9）．著明な核異型や核分裂像，壊死はほとんどみられない．
・豊富な細胞量
・腫瘍細胞は孤在性あるいは管状，濾胞状，乳頭状集塊として出現する
・異型に乏しくN/C比の低い立方形あるいは多辺形の細胞
・豊富な空胞状好酸性細胞質
・細胞質内チモーゲン顆粒を欠く
・一様で核形不整のない円形核が偏在性に位置し，微細クロマチン，明瞭な核小体をしめす
・背景に粘液蛋白性物質がみられる
・*ETV6／NTRK3* 融合遺伝子を有する

説明

　分泌癌の鑑別診断として腺房細胞癌が第一にあげられ，以前に乳頭嚢胞型腺房細胞癌[11]と診断されていた多くの症例が，分子生物学的研究により分泌癌として再認識されてきている．腺房細胞癌に類似した細胞所見がみられ，細胞質内に特徴的なジアスターゼ消化PAS陽性の好塩基性チモーゲン顆粒を欠く穿刺吸引検体では，分泌癌を疑うべきである．加えて，分泌癌では腺房細胞癌と比較して著しい細胞質内空胞がみられる傾向にある．分泌癌のそのほかの指標として，特に耳下腺以外で生じた腫瘍に対しては乳頭状構造があげられる．分泌癌の細胞診上の鑑別診断としては，低悪性度粘表皮癌のような粘液を有する腫瘍や，ワルチン腫瘍，オンコサイトーマ，オンコサイト型嚢胞腺腫のような大型の好酸性細胞で特徴付けられる腫瘍も含まれる．分泌癌でみられる多空胞状細胞は，他のいずれの腫瘍でも通常はみられず，鑑別点として最も有用な所見のひとつであり，また同様に分泌癌では低悪性度粘表皮癌で出現する類表皮細胞，中間細胞，杯細胞型粘液細胞を欠く点も鑑別となる．

　適切な免疫染色や分子生物学的解析により，分泌癌の診断は確定される（第8章参照）．分泌癌はS100蛋白やmammaglobin，GATA-3に陽性である．分泌癌では通常DOG1が陰性，あるいは陽性であっても限局性である．また，calponinやCK5/6，p63といった筋上皮マーカーの発現はみられない．細胞質内や細胞外の粘液がムチカルミン染色で確認される．総じて分泌癌の穿刺吸引細胞診に対する経験はまだ限られたものではあるが，その細胞所見は疾患特異的ではないと考えられる．それゆえに，分泌癌が疑われた場合には，適切な免疫染色や分子生物学的検討を行うために十分な検体を確保することが重要である．

● 上皮筋上皮癌

　上皮筋上皮癌は稀な低悪性度腫瘍であり，その発生率は全唾液腺悪性腫瘍の5%未満である[7,15]．上皮筋上皮癌の約75%は耳下腺に生じ，残りは顎下腺と小唾液腺に同数程度みられる．上皮筋上皮癌は50～60歳代の高い年齢層にみられ，性差はない．大多数の患者では緩徐に増大する限局性腫瘤が認められる．上皮筋上皮癌は二相性をしめす腫瘍で，内側の立方形の導管細胞と外側のより大型で淡明な筋上皮細胞からなる．筋上皮細胞と導管細胞の比率は2：1～3：1のことが多い．上皮筋上皮癌には数種の組織学的亜型が報告されている．

診断基準

　上皮筋上皮癌では導管細胞と筋上皮細胞が様々な割合で出現するが，典型例では筋上皮細胞が優位である（図7.10）．上皮筋上皮癌の吸引検体は以下の像をしめす．

・豊富な細胞量
・異型に乏しい細胞が偽乳頭状集塊やシート状集塊，三次元的な集塊として出現する（図7.11，7.12）
・無細胞性，層状の間質成分の芯（図7.13）
・淡明な筋上皮細胞が優位を占める
・細胞質に乏しい導管細胞が少数混在する
・背景に認められる裸核

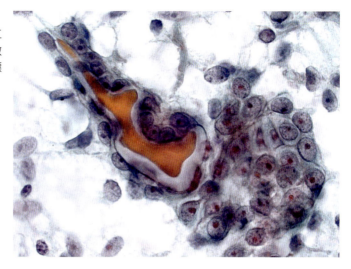

図 7.10 悪性．上皮筋上皮癌．二相性のある腫瘍で，内側の立方形の導管細胞と，外側の多数の筋上皮細胞からなる（塗抹標本，Papanicolaou 染色）

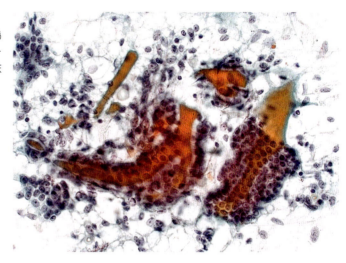

図 7.11 悪性．上皮筋上皮癌．二相性をしめす腫瘍細胞が，偽乳頭状にみえる管状構造やシート状配列で出現している（塗抹標本，Papanicolaou 染色）

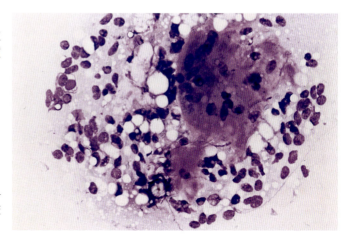

図 7.12 * 悪性．上皮筋上皮癌．導管細胞と豊富な淡い筋上皮細胞がみられ，また一部に基質成分を含む（塗抹標本，Romanowsky 染色）

＊訳注────────
　細胞所見に合わせて記述を一部変更した．

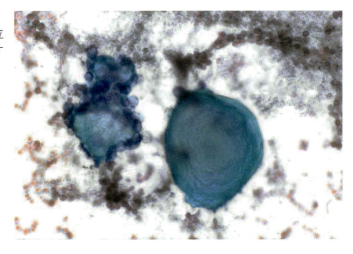

図7.13* 悪性．上皮筋上皮癌．同心円状の層状球状物が目立ち，腺様嚢胞癌の基質と鑑別すべき所見である（塗抹標本，Papanicolaou染色）

・腫瘍の二相性は，高分子量ケラチンや筋上皮マーカー（p63，平滑筋アクチン，calponin）の免疫染色で確認される

説明

　上皮筋上皮癌の吸引検体では筋上皮細胞が優位を占め，明るく繊細なクロマチンをしめす異型に乏しい核と，淡明あるいは淡い豊富な細胞質を有する．異型に乏しい核所見から，上皮筋上皮癌はしばしば「腫瘍性病変：SUMP」または「悪性の疑い」と分類されることになる．グリコーゲンに富んだ細胞質の繊細な性質のため，筋上皮細胞は壊れやすく，背景に裸核状細胞がみられる．立方形の導管細胞成分はときに同定が困難である．無細胞性間質の同心円状層状球状物はDiff-Quik染色でピンク色に，Papanicolaou染色で青緑色に染色される．腫瘍の二相性を確認するため，補助診断用に検体を確保する必要がある．

　上皮筋上皮癌の鑑別診断には腺様嚢胞癌や筋上皮腫，筋上皮癌，富細胞性多形腺腫といった様々な組織型があげられる．しかしながら，鑑別診断にあがるいずれの腫瘍にも，上皮筋上皮癌で出現するような大型の淡明な筋上皮細胞主体の細胞像はみられない．上皮筋上皮癌とは異なり，腺様嚢胞癌は類基底細胞腫瘍であり，層状構造をもたない基質をともなう．筋上皮癌や筋上皮腫は上皮筋上皮癌のような二相性を欠き，腫瘍細胞はより小型で，より狭い淡明な細胞質を有する．上皮筋上皮癌は富細胞性多形腺腫との鑑別が難しいが，多形腺腫では大型の淡明細胞や特徴的な層状の間質成分を欠く（第5章参照）．

　上皮筋上皮癌には豊富な淡明細胞がみられるため，転移性腎細胞癌のような淡明細胞が特徴的な腫瘍も鑑別にあがる．しかし，腎細胞癌では二相性が認められず，また異なる免疫染色所見をしめす．同様に，小唾液腺原発の明細胞癌も上皮筋上皮癌での二相性を欠き，*EWSR1-ATF1*融合遺伝子をしめす．既往歴との注意深い対比と，免疫化学的マーカーを適切に用いた検討をおこなうことが上皮筋上皮癌の診断の助けとなる．

＊訳注
　本文内記述に合わせ説明を一部変更した．

【高悪性度癌】

●唾液腺導管癌

唾液腺導管癌は高悪性度唾液腺腫瘍であり，1968年にKleinsasserやKlein，Hübner[16]により乳腺の乳管癌に類似した腫瘍として初めて報告された[7,17-19]．唾液腺導管癌は de novo に発生することもあるが，50％の症例では先行する多形腺腫の悪性化として生じる（多形腺腫由来癌）．唾液腺導管癌は全唾液腺悪性腫瘍の約10％を占め，高齢者に発生し60歳代に発生率のピークがあり，男性に多い．耳下腺が好発部位である（80％）．唾液腺導管癌は急速に増大する腫瘤として自覚され，しばしば神経症状をともなう．腫瘍は通常大きく，浸潤性増殖パターンを示し，壊死をともなう．乳頭型や微小乳頭型，富粘液型，肉腫型，オンコサイト型など種々の組織亜型が報告されているが，通常は，亜型成分とともに，アポクリン癌様の増殖様式をしめす古典的な唾液腺導管癌の領域をともなっている[7]．所属リンパ節転移や遠隔転移が診断時にすでに認められることがあり，この腫瘍の予後不良因子となっている．切除可能な腫瘍に対する標準治療は，同側の頸部郭清を含む根治的手術および術後の補助的放射線療法である．

診断基準

唾液腺導管癌は乳腺の乳管癌に類似した高悪性度腫瘍で，以下のような細胞所見をしめす．

- 豊富な細胞量
- 明らかな悪性の細胞学的所見を呈する細胞からなる，シート状，あるいは立体的で密度の高い篩状構造をしめす集塊（図7.14，7.15）
- 細胞境界が明瞭で，豊富な好酸性細胞質を有する中型から大型の多辺形細胞（図7.16）
- 大小不同やクロマチン増加，著明な核小体をしめす円形から卵円形，多形性のある腫大核
- 核分裂像が目立つ
- 壊死性背景，腫大した裸核（図7.17）

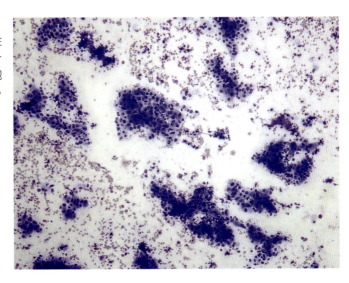

図7.14 悪性．唾液腺導管癌．細胞が豊富で，血性および壊死性背景に中等量の細胞質とクロマチンの増量した核を有する上皮細胞が立体的な集塊として出現する（塗抹標本，Romanowsky染色）

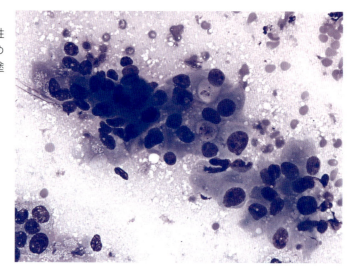

図 7.15 悪性．唾液腺導管癌．豊富な細胞質をもち核の多形性や著明な核小体，腺分化をしめす高悪性度細胞の集塊を含む（塗抹標本，Romanowsky 染色）

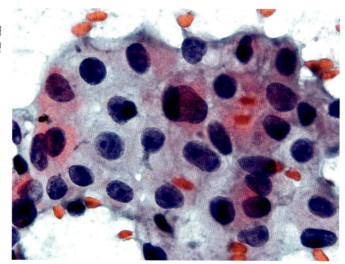

図 7.16 悪性．唾液腺導管癌．検体内に出現している多辺形細胞は著明な核小体をしめす大型の多形核を有する（塗抹標本，Papanicolaou 染色）

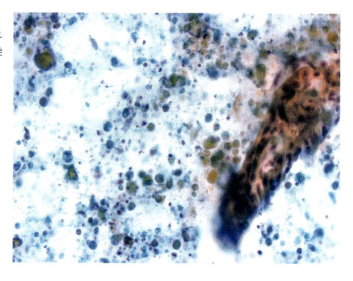

図 7.17 悪性．唾液腺導管癌．背景に多量の壊死物質がみられる（塗抹標本，Papanicolaou 染色）

表 7.2　高悪性度唾液腺腫瘍の鑑別診断における免疫染色

	p63/p40	SMA, SMMHC, calponin	CK8/18	CK5/6	CK20	MUCIN	AR	SYN, CHROMO, CD56, CD57	Site-specific
MEC, HG	+	−	一部に+	+	−	一部に+	−	−	−
SQCC[a]	+	−	−	+	−	−	−	−	−
SDC	−	−	+	−	−	−	+	−	−
PDC, NE	∓	−	+（ドット状）	−	+	−	−	+	−
Metastatic	−	−	+	∓	∓	∓	−	−	+[b]

MEC, HG（Mucoepidermoid carcinoma high-grade）高悪性度粘表皮癌，SQCC（Squamous cell carcinoma）扁平上皮癌，SDC（Salivary duct carcinoma）唾液腺導管癌，PDC, NE（Poorly differentiated carcinoma, neuroendocrine type）低分化癌，神経内分泌型，SMA（smooth muscle actin）平滑筋アクチン，SMMHC（smooth muscle myosin heavy chain）平滑筋ミオシン重鎖，AR（androgen receptor）アンドロゲンレセプター，SYN（synaptophysin）シナプトフィジン，CHROMO（chromogranin）クロモグラニン
(a) リンパ上皮癌と同様に，扁平上皮癌には原発性扁平上皮癌と転移性扁平上皮癌が含まれる
(b) TTF1：肺/甲状腺原発，CDX2：結腸直腸原発，PAX8：腎原発，HMB45/MART1：悪性黒色腫

説明

　唾液腺導管癌は高悪性度癌腫として細胞学的に容易に認識されるが，組織型の特定にはしばしば補助診断を要する．唾液腺導管癌はandrogen receptor（AR）陽性をしめし，ERやPRは通常陰性である．GATA-3陽性で，80％以上の症例でGCDFP-15陽性である（表7.2）．Her2/neu発現が高頻度にみられるが（図7.18），細胞膜のびまん性強陽性像や，蛍光 in situ ハイブリダイゼーション法（FISH）でのHER2増幅は約25％の症例で認められるのみである．唾液腺導管癌は概して増殖活性が高く，Ki67/MIB1標識率が25％を超える．

　唾液腺導管癌の主な鑑別診断としては，高悪性度粘表皮癌やオンコサイト癌，乳腺・前立腺・肺からの転移性癌が含まれる．高悪性度腺癌NOS（分類不能の高悪性度腺癌）もあげら

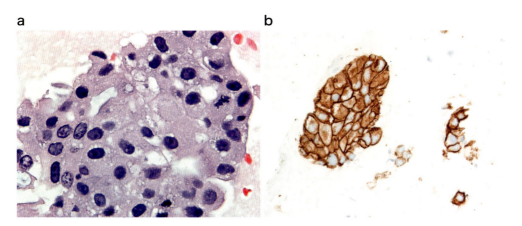

図 7.18　悪性．唾液腺導管癌．（a）セルブロック標本では核小体著明で多形性をしめす核と，細胞境界明瞭で比較的豊富な顆粒状細胞質を有する腫瘍細胞集塊が認められる．写真の右上には核分裂像がみられる．（b）Her2／neu免疫染色では，腫瘍細胞の細胞膜に強陽性像が認められる（セルブロック，HE）

れるが，これは除外診断であり，他の組織型が否定された場合のみに用いられるべきである．免疫組織化学は鑑別診断に非常に有用である．粘表皮癌および唾液腺導管癌はいずれも多形性をしめす大型の上皮細胞で構成されるが，唾液腺導管癌では粘表皮癌にみられるような扁平上皮様分化を欠き，細胞質内粘液はみられない．角化は唾液腺導管癌でみられないため，転移性扁平上皮癌を支持する所見となる．オンコサイト癌では唾液腺導管癌に特徴的な著しい壊死や管状構造は認められず，また両者では免疫染色態度が異なる．

ときに乳腺や前立腺からの転移性癌は，これらの癌の既往が判明している患者では鑑別診断としてあげられる．高悪性度の原発性および二次性唾液腺癌の診断には，臨床所見との対比と，適切な臨床情報をふまえて細胞所見を解釈することが必須である[20]．一般的に，免疫化学的マーカーを目的にあわせて絞り込んで染色することにより，細胞所見が確実でない診断困難症例を解決することができる（表7.2）．

●リンパ上皮癌

リンパ上皮癌は，全唾液腺悪性上皮性腫瘍の1％未満と稀な唾液腺腫瘍である[7, 21, 22]．北極地方のイヌイット族や南中国，日本に好発することが知られている．これらの地域でリンパ上皮癌は耳下腺に多く発生し，女性にやや多く，100％近くの症例はEBウイルスに関連する．アメリカ合衆国では白人に多く（82％），50歳代に好発し性差はない．ここでも唾液腺では耳下腺が好発部位である．前述の地域以外では，EBウイルスは通常関与しない．頸部リンパ節腫大とともに耳下腺や顎下腺の増大する腫瘤が認められる．腫瘍の多くは1〜10cm大で，周囲の実質に浸潤する．リンパ上皮癌は頸部リンパ節に転移しやすいが，これは患者の生存率に影響しない．外科的手術や放射線療法が治療の選択肢として残される．

診断基準

リンパ上皮癌は高悪性度の原発性唾液腺癌で，豊富な非腫瘍性のリンパ形質細胞性間質をともなう未分化癌である．細胞学的および組織学的に鼻咽頭癌に類似する．リンパ上皮癌の穿刺吸引細胞診は以下の所見をしめす．
・豊富な細胞量
・細胞質に乏しい多辺形から紡錘形細胞の合胞性集塊（図7.19）
・多形性のある粗大顆粒状の核で明瞭な核小体を有する（図7.20）
・背景には豊富な小型リンパ球や形質細胞がみられる

説明

リンパ上皮癌の吸引検体は，高悪性度癌と容易に認識される．細胞所見は特徴的で，本質的に非角化型鼻咽頭癌と同様である．多様なリンパ球性背景や，粗大顆粒状で明瞭な核小体を有する核を持つ多形性細胞からは，高悪性度のリンパ増殖性疾患，特にホジキンリンパ腫が鑑別診断にあがる．リンパ上皮癌における腫瘍細胞の合胞性集塊がホジキンリンパ腫との鑑別点となる．ケラチンやp63，Epstein-Barr encoded RNA (EBER) に対する *in situ* ハイブリダイゼーション法（ISH）などをもちいた補助診断がリンパ上皮癌の細胞学的診断確定と，他の未分化

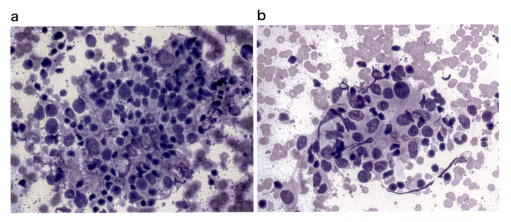

図 7.19 悪性．（a，b）リンパ上皮癌．リンパ球を背景に，細胞結合性が弱く著明な異型性をしめす上皮細胞が出現する（塗抹標本，Romanowsky 染色）

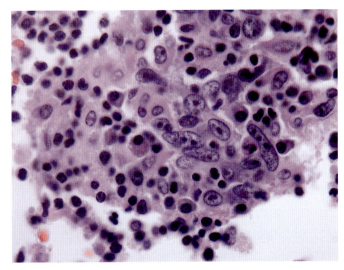

図 7.20 悪性．リンパ上皮癌のセルブロック標本．未分化な上皮細胞がリンパ球を背景に認められる（HE 染色）

な原発性および転移性腫瘍との鑑別に有用である．

●高悪性度転化をともなう癌

「脱分化」や，より広く知られる用語である「高悪性度転化」は，高分化型腫瘍から高悪性度への形質転換をきたし，元の腫瘍の明瞭な組織学的特徴を失ったものとして定義される[9,13,14]．この現象は腺房細胞癌や腺様嚢胞癌，上皮筋上皮癌，多型腺癌，筋上皮癌，分泌癌で報告されている．高悪性度転化をともなう原発性唾液腺癌は，特に侵襲性の高い臨床経過をたどる．症例によっては，高悪性度成分のみが穿刺吸引細胞診で採取され，「高悪性度癌」の診断にとどまることもある．しかし，十分に採取された検体では，元の腫瘍と高悪性度成分の両方の特徴が観察される（図 7.21）．

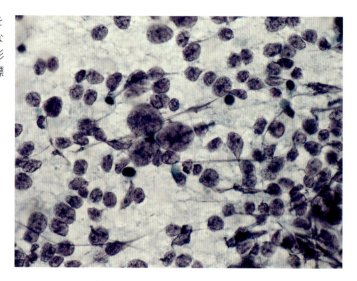

図 7.21 悪性．高悪性度転化をともなう腺様嚢胞癌．未分化な形態を呈する，高異型度の多形性腫瘍細胞がみられる（塗抹標本，Papanicolaou 染色）

●小細胞神経内分泌癌

頭頸部腫瘍の 2017 年版 WHO 分類によれば，小細胞神経内分泌癌は低分化癌の一亜型とみなされる[7]．稀な腫瘍で，より一般的な肺や皮膚（メルケル細胞癌）のものと形態学的に類似する．診断時の平均年齢は通常 40～50 歳代とやや高い．小細胞神経内分泌癌は大唾液腺にも小唾液腺にも生じうるが，耳下腺発生例が最も多い．通常頸部リンパ節腫大や顔面神経症状とともに急速に増大する腫瘤を認める．小細胞神経内分泌癌は境界が不明瞭で，一般的に腫瘍径が大きく（2～5cm 大），長期的な予後が悪い．

診断基準

小細胞神経内分泌癌は他の臓器の小細胞癌と細胞学的に同一である．唾液腺原発の小細胞神経内分泌癌の吸引検体は以下の所見をしめす．
・豊富な細胞量
・孤立性細胞および小集塊
・細胞質に乏しく，N/C 比が高い（図 7.22，7.23）
・核小体の目立たない，クロマチン増量をしめす卵円形核
・核の鋳型様配列（図 7.24）
・核分裂像や壊死，アポトーシス小体が目立つ
・核線や挫滅によるアーチファクト

説明

唾液腺原発の小細胞神経内分泌癌の吸引検体は，核の鋳型様配列や神経内分泌細胞の核所見を呈する特徴的な高異型度細胞により，多くの場合容易に診断される[23]．診断確定のために補助診断がおこなわれることもある．腫瘍細胞はケラチンのドット状陽性像をしめし，神経内分泌マーカー（例．synaptophysin，chromogranin，NSE）の 1 種類かそれ以上に陽性となる．皮膚のメルケル細胞癌のように，唾液腺の小細胞神経内分泌癌は CK20 でドット状の陽性をし

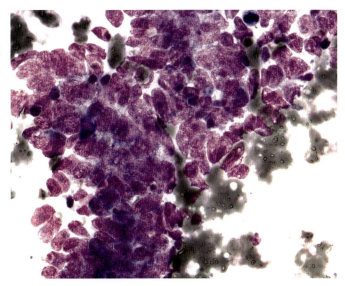

図7.22 悪性．小細胞癌．N/C比が高く木目込み核配列を呈する．細胞質の乏しい特徴的な腫瘍細胞がみられる（塗抹標本, Romanowsky染色）

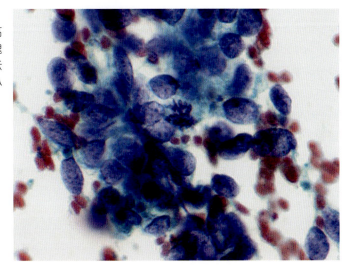

図7.23 悪性．小細胞癌．ごく少量の細胞質をもつN/C比の高い腫瘍細胞からなる重積性集塊が認められる．核分裂像を示し，核クロマチンは微細で核小体はみられない（塗抹標本, Papanicolaou染色）

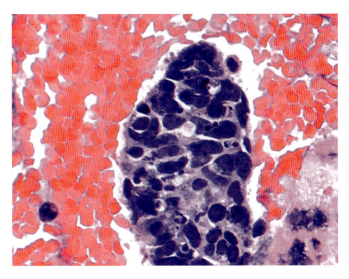

図7.24 悪性．小細胞癌のセルブロック標本．著明な鋳型様核配列とアポトーシス小体がみられる（セルブロック，HE染色）

めすが[24],メルケル細胞ポリオーマウイルスは陰性である．Ki67 標識率は非常に高い（50％以上）．主な鑑別診断は転移性小細胞癌であり，それには皮膚メルケル細胞癌や，肺および他の臓器からの小細胞癌が含まれる．頻度は下がるが，類基底細胞性の高悪性度癌や，小円形細胞からなる癌腫（small round blue cell cancer）も鑑別診断に含まれる．補助診断や臨床所見との対比を組み合わせることによって，多くの場合鑑別が可能である．

【中間悪性度あるいは複数の悪性度をしめす癌腫】

●粘表皮癌

粘表皮癌は成人，小児のいずれにおいても最も頻度の高い唾液腺悪性腫瘍であり，10 歳代に発生のピークがある[7, 25, 26]．粘表皮癌は耳下腺に好発し，口腔内小唾液腺，特に口蓋腺がこれに次ぐ．粘表皮癌は組織学的悪性度によって，充実性のものから嚢胞性のものまで多様である．

粘表皮癌は低悪性度，中悪性度，高悪性度の 3 段階に悪性度分類される．現在もちいられる組織学的悪性度評価基準には，神経周囲浸潤や脈管侵襲，浸潤様式といった細胞診検体で判断することが困難な所見とともに，充実成分と嚢胞（粘液）成分の比率や壊死の存在，退形成，核分裂像といった細胞診標本で評価できる所見も含まれる．腫瘍細胞と粘液の量の割合や壊死，核分裂像，核の多形性など高悪性度をしめす細胞所見により，粘表皮癌ではしばしば細胞診標本でも低悪性度と高悪性度の区別をおこなうことができる．低悪性度と中悪性度の粘表皮癌は完全切除により適切に治療される一方で，高悪性度粘表皮癌はリンパ節郭清や手術に加えて術後療法を要する．10 年生存率は，低悪性度，中悪性度，高悪性度ではそれぞれ約 90％，70％，25％である．

診断基準

粘表皮癌は類表皮細胞，中間細胞，杯細胞型粘液細胞で特徴づけられる腺上皮性悪性腫瘍で，各細胞の割合は組織学的悪性度によって異なる．それに加えて，粘表皮癌は円柱状，淡明，好酸性細胞を認めることもある．

・腫瘍の悪性度により細胞密度は様々である
・杯細胞型粘液細胞や中間細胞，類表皮細胞が混在する：（図 7.25）低悪性度腫瘍はより多くの粘液細胞を含み（図 7.26, 7.27, 7.28），高悪性度腫瘍は類表皮細胞が主体となる
・核異型は様々で，軽度（低悪性度）のものから高度（高悪性度）のものまである
・好酸性細胞や淡明細胞，円柱状細胞が種々に混在する
・低悪性度および中悪性度腫瘍では，豊富な細胞外粘液を含む嚢胞性背景がみられる
・約 20％の症例で，リンパ球が出現する
・角化はみられない

説明

粘表皮癌の細胞所見は腫瘍の悪性度による．低悪性度粘表皮癌は通常，背景に豊富な粘液や嚢胞由来の残屑を含み，異型に乏しい類表皮細胞が散在する．低悪性度粘表皮癌は唾液腺腫瘍

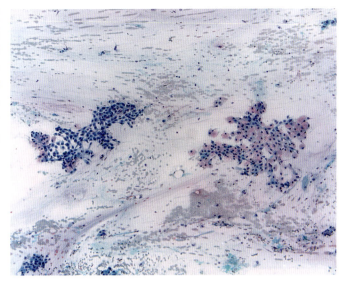

図7.25 悪性．低悪性度粘表皮癌．背景に豊富な粘液を含み，異型に乏しい類表皮細胞や粘液細胞の結合性の緩いシート状集塊がみられる（塗抹標本，Papanicolaou染色）．(William Geddie, MD, Laboratory Medicine & Pathobiology, University of Toronto, Toronto, Canada 提供)

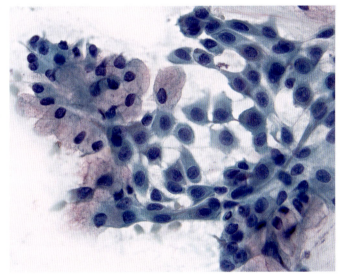

図7.26 悪性．低悪性度粘表皮癌．中等量の緻密な細胞質を有し細胞境界の明瞭な，異型に乏しい類表皮細胞がみられ，一方で粘液細胞は豊富な淡いピンク色の粘液をいれた細胞質を有する（塗抹標本，Papanicolaou染色）．(William Geddie, MD, Laboratory Medicine & Pathobiology, University of Toronto, Toronto, Canada 提供)

の穿刺吸引細胞診で最も偽陰性になりやすい腫瘍のひとつで，粘液瘤や囊胞内容物と診断されることが多い．囊胞内容液のみが採取された場合，その吸引検体はAUSとして分類されるべきである．囊胞性の唾液腺病変では，充実成分から穿刺する努力が必要である．豊富な粘液性背景をしめす吸引検体では，低悪性度粘表皮癌を除外するため注意して評価する必要がある（第2章および第4章参照）．

　低悪性度および中悪性度粘表皮癌の類表皮細胞は，異型に乏しく，結合性は強いが細胞密度の高いシート状集塊として出現し，細胞境界は明瞭で分厚いロウ様の細胞質を有する．中間細胞は円柱状から多辺形で，平面的な結合性シート状集塊として出現し，類表皮細胞と比較してN/C比が高い．杯細胞型粘液細胞は豊富な空胞状細胞質と圧排された偏在核を有し，N/C比が低く，孤在性，類表皮細胞のシート状集塊内に混在あるいは粘液細胞の集塊として出現する．

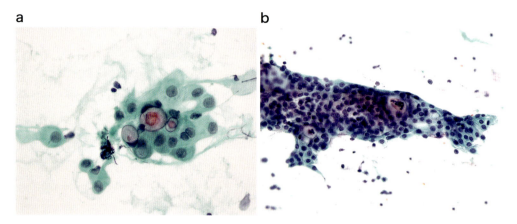

図 7.27 悪性．(a) 低悪性度粘表皮癌．中心にピンク色の粘液滴を含み細胞質の大半を占めて核を圧排するような，大きな細胞質内空胞をもつ粘液細胞が所々にみられる (b) 低～中悪性度の粘表皮癌．充実性のシート状集塊が出現しており，類表皮細胞や中間細胞が主体を占め，その間に粘液細胞が所々に認められる（塗抹標本，Papanicolaou 染色）

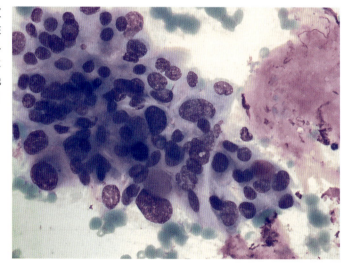

図 7.28 悪性．高悪性度粘表皮癌．色の濃い細胞質を有し多形性をしめす細胞の集塊が認められる．細胞質内粘液をもつ腺細胞は少数である．写真右端のピンク色の物質はおそらく厚い粘液である（塗抹標本，Romanowsky 染色）

　好酸性細胞や淡明細胞，円柱状細胞など他のタイプの細胞が存在すると診断が難しくなる．十分量の検体を得て補助診断を組み合わせることが助けになる．角化は粘表皮癌の特徴ではなく，もしあった場合は扁平上皮癌（通常は転移性）や腺扁平上皮癌を疑うべきである．粘表皮癌の約 20％では背景に豊富なリンパ球がみられ，好酸性細胞や嚢胞内の残屑とともに出現するとワルチン腫瘍と誤る可能性がある．これはワルチン腫瘍の中には扁平上皮化生や粘液性背景をしめすものがあるからである．

　高悪性度粘表皮癌では，細胞量豊富な吸引検体が得られ，異型の目立つ類表皮細胞が主体で，細胞密度の高いシート状集塊として出現する．高悪性度扁平上皮癌に類似した明らかに悪性の核所見がみられる．少数混在する杯細胞の存在が高悪性度粘表皮癌の診断の鍵となる（図 7.29，7.28 も参照のこと）．鑑別診断としては，唾液腺導管癌や多形腺腫由来癌，原発性扁平

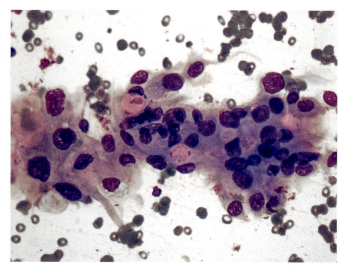

図7.29 悪性．高悪性度粘表皮癌．著しい異型性をしめす類表皮細胞と少数の粘液細胞がみられる（塗抹標本，Romanowsky染色）

上皮癌，転移性癌といった他の高悪性度癌があげられる．唾液腺導管癌は，ARやGATA-3，p63を含むパネルを用いて免疫組織化学的に検討することで鑑別できる．粘表皮癌はp63陽性で，ARやGATA-3に陰性である．高悪性度粘表皮癌の最も一般的な鑑別診断は原発性あるいはより頻度の高い転移性扁平上皮癌である．唾液腺の原発性扁平上皮癌はきわめて稀で，唾液腺扁平上皮癌の大部分は頭頸部の皮膚原発腫瘍が腺内あるいは腺周囲リンパ節に転移したものである．頭頸部の皮膚扁平上皮癌の既往と，粘液陽性上皮細胞を欠くことが鑑別点になる．腺扁平上皮癌は稀だが，細胞所見のみから高悪性度粘表皮癌と鑑別することは困難である．しかしながら，大部分の腺扁平上皮癌は上気道・上部消化管に発生し，大唾液腺に生じることは少ない．

●腺様嚢胞癌

腺様嚢胞癌は，全唾液腺腫瘍の10%未満を占める原発性唾液腺悪性腫瘍である[7]．腺様嚢胞癌は30〜50歳代に発生率のピークをしめす成人の病変で，やや女性に多い．多くの場合，徐々に増大する，境界は明瞭からやや不明瞭の硬い腫瘤として認められる．神経浸潤をきたしやすく，患者はしばしば顔面神経麻痺や疼痛を訴える．腺様嚢胞癌は長い経過をとって緩徐に進行し，再発を繰り返し，晩発性の転移をおこす．腺様嚢胞癌には主に管状型，篩状型，充実型（充実成分が30%以上）といった3つの組織亜型がある．腺房細胞癌と同様に，腺様嚢胞癌は高悪性度転化することがある[25, 27]．

診断基準

腺様嚢胞癌は上皮細胞と筋上皮細胞から成る悪性類基底細胞腫瘍で，管状，篩状，充実性パターンを含む様々な形態学的構造を呈し，神経周囲浸潤をともなう傾向がある（図7.30）．腺様嚢胞癌の吸引検体は以下の特徴をしめす：
・概して細胞豊富だが症例により細胞量が異なる
・類基底細胞が結合性の強い辺縁不整な小型の合胞性シート状集塊で出現し，時に微小嚢胞か

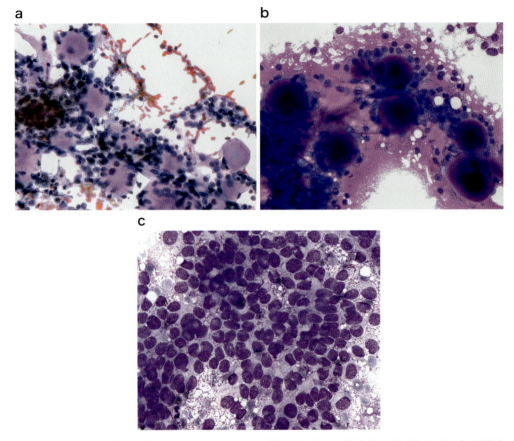

図 7.30 悪性．腺様嚢胞癌．小型で N/C 比の高い類基底細胞が無細胞性基質を取り囲む篩状構造像をしめす．(a)（塗抹標本，Papanicolaou 染色）と（b）（塗抹標本，Romanowsky 染色）．基質に乏しい充実性構造（c）（塗抹標本，Romanowsky 染色）もみられる

らなる篩状構造，無構造な細胞集塊，「筒状」構造，管状構造などをしめす（図 7.30 参照）
・N/C 比の高い，均一で小型の類基底腫瘍細胞（図 7.31）
・細胞質は不明瞭で乏しい
・核小体が不明瞭で，異型に乏しい卵円形から角張った濃染核
・高悪性度転化を生じていなければ，核分裂像や壊死は通常みられない
・境界明瞭で均質な無細胞性基質が Romanowsky 染色で最も明確に観察される（赤紫色）．Papanicolaou 染色標本では基質が透明で観察しにくい場合があり，充実亜型では基質はみられない，あるいは乏しい（図 7.32，図 7.33，図 7.34）

説明

　篩状型腺様嚢胞癌が最も一般的で，唾液腺吸引検体で最も認識しやすい．腫瘍細胞は一様で小型，類基底細胞型で，シート状あるいは管状に配列することが多い．核は暗調で角張っており，腫瘍細胞の細胞質は不明瞭で乏しい．核分裂像や壊死，著しい多形性は通常みられない．吸引検体を腺様嚢胞癌と認識するために最も重要な細胞所見は，均質で無細胞性，非細線維状

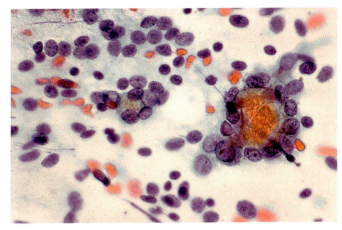

図 7.31[*1] 悪性．腺様嚢胞癌．単調で N/C 比の高い基底細胞様の腫瘍細胞によりとりかこまれた管状構造がみられる（塗抹標本，Papanicolaou 染色）

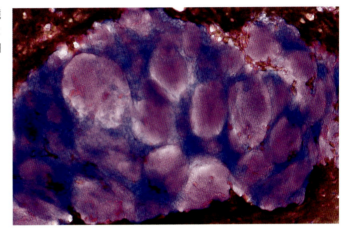

図 7.32 悪性．腺様嚢胞癌．境界明瞭な無細胞性基質が豊富にみられる．基底細胞様の腫瘍細胞は，しばしば基質物質を取り囲み合胞状を呈する（塗抹標本，Romanowsky 染色）

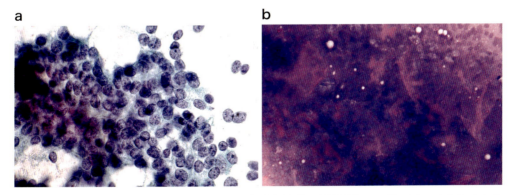

図 7.33[*2] 悪性．(a, b) 充実型腺様嚢胞癌．基底細胞様の腫瘍細胞は，図 7.32 にみられるような球状の基質を含まずシート状に配列し，細胞質に乏しく単調な核を有する（塗抹標本，(a) Papanicolaou 染色，(b) Romanowsky 染色）

＊訳注
＊1 図に合致するように所見を一部変更．
＊2 原著者の了解を得て図 7.33b を差しかえた．

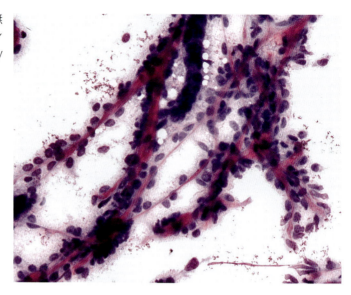

図 7.34 悪性．腺様嚢胞癌．無細胞性基質が腺管類似のパターンをしめす（塗抹標本，Romanowsky 染色）

で強い異染性をしめす特徴的な基質成分で，Romanowsky 染色にて赤紫（magenta）色に染色される．基質は様々な大きさの球状，円柱状あるいは分岐した管状で，辺縁明瞭，周囲に類基底細胞をともなうこともともなわないこともある．基質は Papanicolaou 染色標本では淡い緑色や透明でみえにくい．

　腺様嚢胞癌の鑑別診断としては，種々の良性腫瘍や悪性腫瘍が含まれる．腫瘍細胞が基質に埋入する多形腺腫と比較して，腺様嚢胞癌の類基底細胞は基質を取り囲むようにして認められ，細胞と基質の境界が明瞭である．それに加えて，腺様嚢胞癌の基質は多形腺腫でみられるような細線維状の性質や辺縁のほつれを欠く．充実型腺様嚢胞癌は細胞診標本で認識することが最も難しい．細胞像では，少量のみの基質あるいは全く基質をともなわない類基底細胞様細胞のシート状集塊が認められる．この亜型ではより大型で不揃いな核，重畳核，明瞭な核小体，所々での核分裂像，アポトーシス小体，一部には壊死を認める．これらの所見は充実型腺様嚢胞癌の診断を困難にする．補助診断や，無細胞性基質由来の小球状物の痕跡を注意深く探すことがときに有用である．硝子球は腺様嚢胞癌の診断に特異的ではなく，多型腺癌や基底細胞腺腫，基底細胞腺癌，上皮筋上皮癌，類基底細胞型扁平上皮癌を含む様々な他の腫瘍でも遭遇することがある．類基底細胞型扁平上皮癌で少なくとも一部にみられる扁平上皮分化は腺様嚢胞癌には認められない．それに加えて，類基底細胞型扁平上皮癌では，アポトーシス小体や核分裂像，著明な壊死，高度の細胞異型など，腺様嚢胞癌よりも悪性度の高い細胞所見をしめす．小唾液腺病変，特に口蓋病変の吸引検体においては，鑑別診断として多型腺癌が挙げられる．腺様嚢胞癌とは異なり，多型腺癌の腫瘍細胞は類基底細胞ではない．多型腺癌では中等量の細胞質と，明るく繊細なクロマチンと小型の明瞭な核小体をしめす核を有する，一様な多辺形中型細胞がみられる（図 7.35）[25]．腺様嚢胞癌と基底細胞腺腫／腺癌との鑑別診断は，唾液腺細胞診の中で最も難しいもののひとつである（第 5 章参照）．基底細胞性腫瘍でみられる細胞外基底膜様物質の存在は，腺様嚢胞癌との鑑別の上で重要な手がかりとなりうる．これは特に膜様型基底細胞性腫瘍にあてはまる．しかしながら，細胞所見の類似性のために腫瘍性病変：

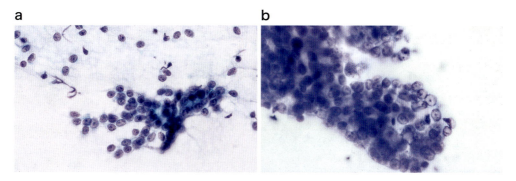

図 7.35 悪性．（a，b）多型腺癌．中等量の細胞質と明るく繊細なクロマチンをしめす異型に乏しい腫瘍細胞が出現している．少量の基質物質を含む偽乳頭状構造がみられる（塗抹標本，Papanicolaou 染色）

SUMP または悪性の疑いと診断される症例もある．上皮筋上皮癌との鑑別は，腺様嚢胞癌にはみられない大型で淡明な筋上皮細胞が豊富に認められるという所見に基づいておこなわれる[15]．

補助診断のための検体を確保することは，腺様嚢胞癌の診断を確定するのにとても有用である．腺様嚢胞癌の大部分は CD117（c-kit，細胞質）に強陽性をしめすが，CD117 遺伝子変異は同定されていない．それに加えて，ほとんどの腺様嚢胞癌は MYB や NOTCH を過剰発現し，大半は，t（6; 9）（q22-23; p23-24）の転座が認められ，v-myb myeloblastosis viral oncogene homolog (MYB) 癌遺伝子と転写因子である NFIB の融合を来している（第 8 章参照）．

●筋上皮癌

筋上皮癌はまれで，全唾液腺悪性上皮性腫瘍の 1％未満の発生率である．好発年齢や性差はない．大多数の筋上皮癌は耳下腺に生じ，*de novo* としても多形腺腫由来癌の癌成分としても発生しうる[7, 28]．多くの場合，様々な期間で増大する無痛性腫瘤である．筋上皮癌には低悪性度から高悪性度のものまで存在するため，その予後は様々で，遠隔転移が比較的よく起こる．

診断基準

筋上皮癌は定義上，筋上皮分化をしめす細胞から成り，筋上皮腫の悪性型とみなされる．筋上皮癌の吸引検体は以下の所見をしめす．

- 豊富な細胞量
- 腫瘍細胞は，孤在性，小集塊状，シート状，細胞密度の高い集塊などで出現する（図 7.36）
- 異染性間質物質は小球状や帯状，球状を呈し様々の程度にみられる（図 7.37）
- 悪性度によって異なる核異型（多形性，核小体，核分裂像，過染性）をしめす（図 7.38）
- 形質細胞様，紡錘形，淡明，類上皮と様々な細胞形態を呈する
- 核内偽封入体
- グリコーゲンに富んだ中等量の細胞質

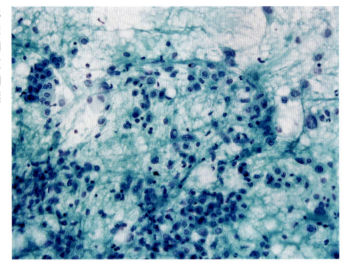

図7.36 悪性．筋上皮癌．細胞成分は豊富で，緩い結合で高異型腫瘍細胞が出現している．腫瘍細胞は形質細胞に類似しており，核の多形性をしめす．背景には繊細な間質成分がみられる（塗抹標本，Papanicolaou染色）

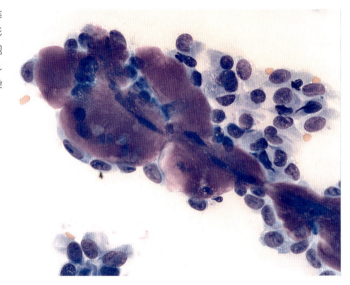

図7.37 悪性．筋上皮癌．中等量の細胞質と卵円形核を有する形質細胞類似の異型のある腫瘍細胞とともに無細胞性基質が認められる（塗抹標本，Romanowsky染色）

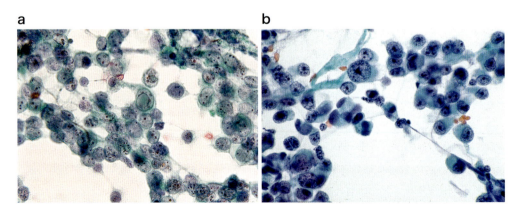

図7.38 悪性．（a，b）高悪性度筋上皮癌．著明な核小体をしめす大型の円形から卵円形の核を有し，多形性のある形質細胞類似あるいは上皮様の細胞がみられる（塗抹標本，Papanicolaou染色）

説明

　筋上皮癌は筋上皮腫の悪性型である．このため，低悪性度の筋上皮癌は，穿刺吸引細胞診標本で筋上皮腫（あるいは筋上皮細胞優位の多形腺腫）と区別することが難しく，多くの場合に「腫瘍性病変：SUMP」と診断される（第5章参照）．「悪性」と分類された筋上皮癌の吸引検体は，著しい核異型を示し高悪性度の形態を呈する．腫瘍の一様な筋上皮分化を証明するために，補助診断用の検体を確保すべきである．筋上皮細胞は種々の良性および悪性唾液腺腫瘍の構成成分であるため，鑑別診断は多岐にわたる．しかしながら，前述の通り，低悪性度から中悪性度の筋上皮癌は一般的に穿刺吸引細胞診では診断できない（第5章参照）．上皮筋上皮癌の項で記載したように，上皮筋上皮癌とは二相性パターンや層状基質成分が筋上皮癌ではみられないことにより鑑別される．まれに，好酸性細胞腫瘍が筋上皮癌の鑑別として挙げられる．好酸性細胞腫瘍では明瞭な核小体をともなう細胞中心性の核がみられるが，筋上皮癌では特徴的でない．鑑別困難例では，筋上皮マーカーの免疫染色パネルが有用である．

● 多形腺腫由来癌

　多形腺腫由来癌は全唾液腺腫瘍の3.6%，全唾液腺悪性腫瘍の約12%を占める．50～60歳代に好発し，この好発年齢は多形腺腫より10年遅く，またやや女性に多い．ほとんどの多形腺腫由来癌は耳下腺に生じる．典型的には，長期間存在していた腫瘤が急速増大する経過をしめす[13]．多形腺腫由来癌の大部分は高悪性度癌であるため，発見時に顔面神経麻痺や皮膚浸潤をともなうことがある．腫瘍径の平均は2～4cmであるが，これよりもさらに大きいこともある．多形腺腫由来癌では *in situ*（非浸潤性）のこともあるが[9]，しばしば広範囲に浸潤する．多形腺腫由来癌の癌腫成分としてあらゆる組織型が起こりうるが，唾液腺導管癌や高悪性度腺癌NOSの頻度が最も高い．

診断基準

　初発あるいは再発性の多形腺腫から発生した上皮性あるいは筋上皮性悪性腫瘍と定義づけられる[7,9]．多形腺腫由来癌の穿刺吸引細胞診は以下の特徴をしめす．
・豊富な細胞量
・しばしば高悪性度癌であり，多くは唾液腺導管癌（図7.39）
・古典的な多形腺腫の成分が一部にみられる（図7.40）

説明

　多くの場合，多形腺腫由来癌の癌腫成分が優位を占めるため，多形腺腫成分は穿刺吸引細胞診では観察されない．このような症例では，高悪性度癌NOSあるいは唾液腺導管癌という診断がなされる．それゆえ，確信をもって多形腺腫由来癌という診断をつけるのは，高悪性度癌と古典的な多形腺腫の両方が確認された場合にのみに可能となる．加えて，穿刺吸引細胞診では多形腺腫由来癌が広汎浸潤性なのか，微小浸潤性あるいは非浸潤性なのかの区別はできない．それには臨床所見や画像所見との対比が必要である．

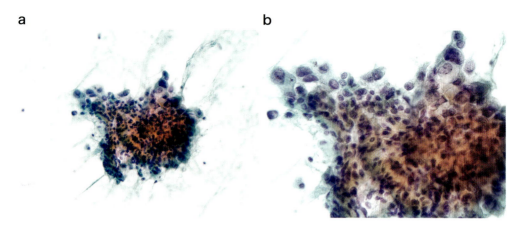

図7.39 悪性．（a，b）多形腺腫由来高悪性度癌．多くの症例では，癌腫成分が優勢となり元の多形腺腫の存在が隠れてしまうため，癌腫成分のみが観察される（塗抹標本，Papanicolaou 染色）

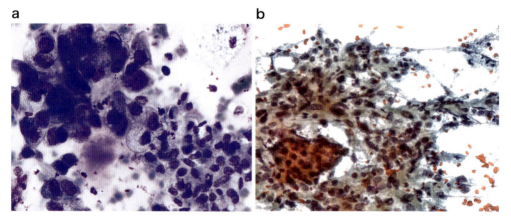

図7.40 悪性．多形腺腫由来高悪性度癌．高悪性度癌細胞の結合性の緩い集塊が認められる．背景にわずかに異染性物質がみられ，多形腺腫の残存が示唆される．(a)（塗抹標本，Romanowsky 染色9，(b)（塗抹標本，Papanicolaou 染色）

【血液リンパ球系腫瘍】

　原発性唾液腺非ホジキンリンパ腫は，全唾液腺腫瘍の 1.7〜6％，頭頸部領域の全節外性リンパ腫の 6〜26％を占める[7]．唾液腺原発の悪性リンパ腫と，耳下腺周囲あるいは腺内リンパ節の悪性リンパ腫からの進展との鑑別は，細胞所見のみからは困難である[29]．原発性唾液腺リンパ腫のほとんどは，B 細胞性の非ホジキンリンパ腫である．MALT 型節外性濾胞辺縁帯リンパ腫は，原発性唾液腺リンパ腫の中で最も多い組織型で，しばしばシェーグレン症候群に合併して生じる．びまん性大細胞型 B 細胞性リンパ腫は全唾液腺リンパ腫の 7〜27％の発生率である．耳下腺に最も好発し（70％），顎下腺がこれに次ぐ（20％）．平均年齢は 50 歳代である．両側発生例が 10％に達する．

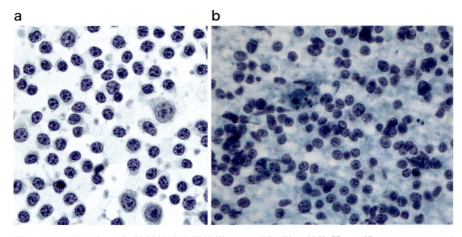

図 7.41 悪性．(a, b) 節外性濾胞辺縁帯リンパ腫．狭い細胞質と，粗いクロマチンパターンをしめす，円形から不整形核を有する小型〜中型リンパ球が混在して散在性に出現している．より大型のリンパ球や核破砕物貪食組織球も散見される（塗抹標本，Papanicolaou 染色）

診断基準

MALT 型節外性濾胞辺縁帯リンパ腫：粘膜関連リンパ組織（MALT）に発生する低悪性度リンパ腫．穿刺吸引細胞診では以下の所見がみられる：

・豊富な細胞量
・小型〜中型リンパ球を主体とし，単球様 B 細胞，免疫芽球，リンパ形質細胞様細胞，形質細胞といった多彩な細胞からなる（図 7.41）
・リンパ組織球の集簇や核破砕物貪食組織球（図 7.41 参照）
・免疫細胞化学では，CD20（＋），CD5（−），CD10（−），CD23（−），CD43（＋／−），Ki67 標識率は低い
・フローサイトメトリー：CD5（−）／CD19（＋），CD19（＋）／FMC7（−），CD19（＋）／CD23（−），CD19（＋）／CD10（−），Bcl1（−），Bcl6（−），Bcl2（＋），κ または λ の軽鎖制限あり

びまん性大細胞型 B 細胞性リンパ腫：大型の B 細胞（正常リンパ球の 2 倍以上の大きさの核を有する細胞）がびまん性に増殖する高悪性度リンパ腫．吸引検体は以下の所見をしめす：

・豊富な細胞量
・大型の異型リンパ球（成熟リンパ球の 2 倍以上の大きさ）（図 7.42）
・腫大した明瞭な核小体がしばしば認められる
・背景に lymphoglandular bodies がみられる
・核破砕物貪食組織球が存在することもある
・免疫細胞化学では，CD20（＋），CD45（＋），PAX5（＋），CD79a（＋），Ki67 標識率は高い
・フローサイトメトリー：CD5（−）／CD19（＋），CD19（＋）／FMC7（−），CD19（＋）／CD23（−），CD10（−／＋），κ または λ の軽鎖制限あり

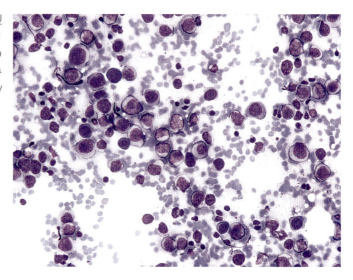

図 7.42 悪性．びまん性大細胞型B細胞性リンパ腫．小型の成熟リンパ球の3倍以上の大きさをしめす大型異型リンパ球が散在性にみられる（塗抹標本，Romanowsky染色）

説明

　リンパ増殖性病変の鑑別診断には，高度のリンパ反応をともなう，唾液腺の反応性および腫瘍性変化の両方が含まれる．反応性変化には，慢性唾液腺炎，リンパ上皮性唾液腺炎（LESA），HIV 関連リンパ上皮性囊胞，そして最も重要なものとして反応性リンパ節が含まれる．慢性唾液腺炎では採取される細胞量は少なく，少数の導管細胞集塊と，少数の小型成熟Bリンパ球，Tリンパ球で構成される．これらのリンパ球はフローサイトメトリーではポリクローナルである．それに対して，悪性リンパ腫の典型像では，細胞成分が豊富で背景には lymphoglandular bodies が多量にみられる．MALT 型節外性濾胞辺縁帯リンパ腫とびまん性大細胞型B細胞性リンパ腫に加えて，耳下腺周囲および腺内リンパ節には，マントル細胞リンパ腫や濾胞性リンパ腫といった他の悪性リンパ腫が発生することがある（図 7.43）．これらの吸引検体は悪性リンパ腫を示唆するものが多いが，正確な組織亜型分類のためには補助診断が必要である．唾液

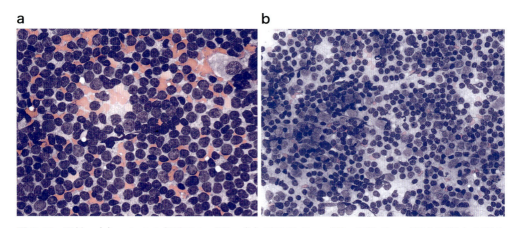

図 7.43 悪性．(a) マントル細胞リンパ腫，(b) 濾胞性リンパ腫．悪性リンパ腫を示唆する明らかに異型性のある細胞所見をしめすが，悪性リンパ腫の正確な組織亜型の決定には補助診断が必要である（塗抹標本，Romanowsky 染色）．（William Geddie, MD, Laboratory Medicine & Pathobiology, University of Toronto, Toronto, Canada 提供）

腺のリンパ性病変を評価する際に最も難しい診断上の問題点のひとつとして，リンパ上皮性唾液腺炎（LESA）と MALT 型節外性辺縁帯リンパ腫などの低悪性度リンパ腫との細胞学的鑑別があげられる（第 3 章も参照のこと）．これらは細胞所見が類似しており，いずれも小型リンパ球が主体であるものの，多彩な細胞からなり，核破砕物貪食組織球や濾胞樹状細胞，形質細胞，リンパ組織球の集簇を含む．これらは細胞所見のみでは鑑別できず，フローサイトメトリーあるいは他の方法での免疫表現型解析が必須である．そのため，フローサイトメトリーを含む補助診断のために検体を採取する必要がある．血液病理学の専門家へのコンサルテーションも大変有用である．

　びまん性大細胞型 B 細胞性リンパ腫の吸引検体は細胞所見から悪性と認識できるが，症例によっては，悪性黒色腫や小細胞癌，肉腫など小型細胞よりなる他の悪性腫瘍との鑑別が必要になる．背景に lymphoglandular bodies を見出すことは有益な指標となる．鑑別診断の難しい症例では，サイトケラチンや CD45，CD20，S100 などの免疫化学パネルを含む補助診断用の検体採取がなされる．フローサイトメトリーでも同様に有用な情報が得られる．しかしながら，びまん性大細胞型 B 細胞性リンパ腫の一定の亜型ではフローサイトメトリーが陰性になるものがあるので，フローサイトメトリーの結果の解釈には注意が必要である．

【二次性悪性腫瘍】

　Armed Forces Institute of Pathology（米国）シリーズでは，転移性腫瘍は全唾液腺の非血液リンパ球性悪性腫瘍の 7.5% とされており，その大部分の症例は唾液腺の単発性腫瘤として認められる[7]．大半の場合，唾液腺以外の原発性腫瘍の既往が判明している．耳下腺，特に腺内および耳下腺周囲リンパ節には，顎下腺の 20 倍の頻度で転移性腫瘍が発生する．二次性唾液腺悪性腫瘍の発生のピークは 60〜70 歳代で，約 70% が男性である．耳下腺への転移性腫瘍の 80% は頭頸部からのものであり，特に顔面や頭皮の皮膚癌が多い．一方，顎下腺への転移性腫瘍の 85% は遠隔部位からのものである[20, 30]．皮膚扁平上皮癌は耳下腺の二次性腫瘍で最も多く，次が悪性黒色腫である．遠隔部位からの二次性唾液腺腫瘍としては肺癌や乳癌，腎癌が挙げられる．

診断基準

　唾液腺の二次性癌の吸引検体では，以下のような細胞所見がみられる．
・豊富な細胞量
・多くは高悪性度の核所見
・組織型により細胞所見が異なる．最も多い転移性腫瘍は扁平上皮癌，悪性黒色腫，遠隔部位（肺，乳腺，腎臓）からの癌腫（図 7.44，7.45）

説明

　扁平上皮癌は唾液腺へ転移する腫瘍の中で最も多い．吸引検体は多くの場合，細胞量が豊富で，壊死性背景に異型扁平上皮細胞や角化物の残屑が認められる．囊胞性背景をしめす症例もある．粘表皮癌と比較して，転移性扁平上皮癌は細胞質内粘液を欠き，角化をともなうことが

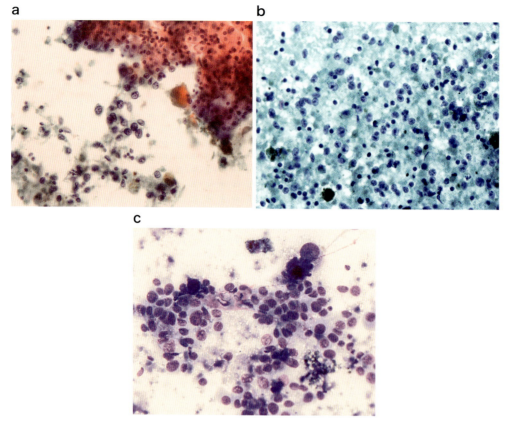

図7.44 悪性．転移性悪性黒色腫．多形性細胞が結合性を示さずに出現し，背景には微細な褐色のメラニン色素をいれたメラノファージがみられる特徴的な細胞所見を認める．(a, b)（塗抹標本，Papanicolaou染色），(c) 塗抹標本，Romanowsky染色）

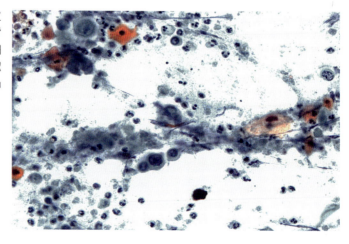

図7.45 悪性．転移性扁平上皮癌．細胞成分に富み，壊死性背景にオレンジG好性の異常角化細胞とともにN/C比の高い細胞が認められる（塗抹標本，Papanicolaou染色）

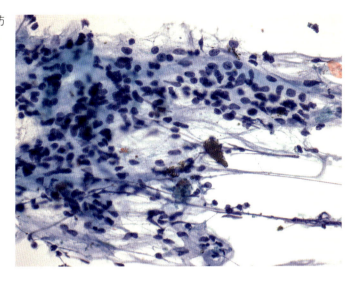

図 7.46 悪性．耳下腺の悪性紡錘形細胞性腫瘍（粘液性肉腫）（塗抹標本，Papanicolaou 染色）

多い．大部分は，皮膚扁平上皮癌の既往のある高齢者に生じる．唾液腺の原発性扁平上皮癌は非常に稀である．転移性悪性黒色腫の吸引検体は，多様な細胞所見をしめす．転移性悪性黒色腫の古典的な細胞所見では，核小体の明瞭な偏在性の核と細胞質内顆粒状色素をもち多形性を示す結合性の乏しい腫瘍細胞が認められる．核内封入体もよくみられる．無色素性悪性黒色腫や紡錘細胞型悪性黒色腫は，確かな病歴がない場合には，低分化癌や肉腫と誤診されることがある．原発性唾液腺腫瘍に合致しない細胞所見を認める症例や，唾液腺以外の原発性腫瘍の既往がある症例に対しては，補助診断用の検体採取が有用である．これは特に悪性黒色腫の既往のある患者にいえることである．

【間葉系悪性腫瘍】

原発性唾液腺軟部腫瘍はまれであるが，良性腫瘍の方が悪性腫瘍より多い．耳下腺に生じる軟部腫瘍の様々な組織型の中で，良性血管性腫瘍（血管腫）の頻度が最も高い．軟部腫瘍の細胞所見の詳細については，他の成書を参照されたい（図 7.46）[31]．

臨床的対応

悪性唾液腺腫瘍の組織型の特定は悪性度も含めて，臨床的な治療方針を決めるための重要な情報となる（第 9 章参照）．癌の悪性度は，臨床医にとって手術範囲を決定する際に有用である．頸部郭清の必要性や太い神経の合併切除の必要性がこれに含まれる．耳下腺深葉に生じた高悪性度唾液腺腫瘍に対しては，耳下腺全摘術が必要となる．それに加えて，癌が原発性であるか転移性であるかを同定することは，臨床医にとって大きな意味をもつ．耳下腺リンパ節への転移性腫瘍のある患者ではしばしば同時に頸部郭清が必要となる．病変が皮膚以外からの転移である場合，原発巣の確定のため PET-CT がおこなわれる．

報告見本

例1:
検体適正
悪性
角化型扁平上皮癌（所見参照）.
所見：唾液腺の原発性扁平上皮癌は極めてまれであり，頭頸部の皮膚や粘膜原発を除外するために，詳細な病歴聴取や皮膚診察を含めた臨床的精査が望まれる．

例2:
検体適正
悪性
高悪性度癌で，唾液腺導管癌として矛盾しない（所見参照）.
所見：細胞量が豊富で，壊死性背景に核小体の明瞭な高悪性度の多形性細胞が篩状あるいは乳頭状集塊で出現している．セルブロック標本での免疫染色では，androgen receptor，GATA-3，Her2／neu いずれも陽性である．

例3:
検体適正
悪性
高悪性度癌（所見参照）.
所見：細胞量が豊富で，壊死性背景に核小体の明瞭な多形性細胞が篩状あるいは乳頭状集塊で出現している．細胞所見からは唾液腺導管癌が示唆される．ただし，セルブロック標本では腫瘍細胞が少量であったため，補助診断は未実施である．

例4:
検体適正
悪性
腺様嚢胞癌（所見参照）.
所見：細胞量が豊富で，細胞質に乏しい類基底細胞がみられ，角張った濃染核が均質なマゼンタ色の球状基質を取り囲むように配列している．FISH法で *MYB*（6q23）再構成が認められ，これは腺様嚢胞癌を支持する所見である．

例5：
検体適正
悪性
多形腺腫由来高悪性度癌（多形腺腫由来癌）（所見参照）．
所見：高悪性度の多形性腫瘍細胞が出現している．腫瘍細胞には著明な核小体，核の大小不同が認められ，核分裂像が少数認められる．これらとは別に，軟骨粘液腫様基質に埋入した異型に乏しい細胞も認められる．補助診断では，免疫組織化学的にPLAG1陽性である．これらの所見は，多形腺腫由来高悪性度癌として矛盾しない．

例6：
検体適正
悪性
高悪性度癌（所見参照）．
所見：高悪性度の多形性腫瘍細胞が出現している．腫瘍細胞には著明な核小体，核の大小不同が認められ，核分裂像が少数みられる．1枚の標本では軟骨粘液腫様基質がわずかにみられる．長期間存在した腫瘍が急速に増大したという経過をあわせると，多形腺腫由来癌が最も考えやすい．

〔文献〕

1. Al-Abbadi MA, editor. Salivary gland cytology: a color atlas. Hoboken, NJ: Wiley-Blackwell; 2011.
2. Faquin WC, Powers CN. Salivary gland cytopathology. In: Rosenthal DL, editor. Essentials in cytopathology, vol. 5. New York: Springer Science + Business Media; 2008.
3. Klijanienko J, Vielh P. Salivary gland tumours. In: Monographs in clinical cytology, vol. 15. Basel: Karger; 2000.
4. Wang H, Fundakowski C, Khurana JS, Jhala N. Fine-needle aspiration biopsy of salivary gland lesions. Arch Pathol Lab Med. 2015;139(12):1491–7.
5. Ellis GL, Auclair PL. Tumors of the salivary glands, AFIP atlas of tumor pathology: series 4. Silver Spring, MD: American Registry of Pathology Press; 2008.
6. Boerner SL. Patterns and pitfalls in fine needle aspiration of salivary gland. Curr Diagn Pathol. 2003;9(6):339–54. Review
7. El-Naggar AK, JKC C, Grandis JR, Takata T, Slootweg PJ. WHO classification of head and neck tumours. In: WHO/IARC classification of tumours, vol. 9. 4th ed. Lyon: World Health Organization/International Agency for Research on Cancer; 2017.
8. Vander Poorten V, Triantafyllou A, Thompson LD, Bishop J, Hauben E, Hunt J, et al. Salivary acinic cell carcinoma: reappraisal and update. Eur Arch Otorhinolaryngol. 2016;273(11):3511–31.
9. Seethala RR. An update on grading of salivary gland carcinomas. Head Neck Pathol. 2009;3(1):69–77.
10. Bishop JA, Yonescu R, Batista DA, Westra WH, Ali SZ. Cytopathologic features of mammary analogue secretory carcinoma. Cancer Cytopathol. 2013;121(5):228–33.
11. Skálová A, Michal M, Simpson RH. Newly described salivary gland tumors. Mod Pathol. 2017;30(Suppl 1):S27–43.
12. Bishop JA. Mammary analog secretory carcinoma of salivary glands: review of a new entity with an emphasis on differential diagnosis. Pathol Case Rev. 2015;20(1):7–12.
13. Petersson F. High-grade transformation ("dedifferentiation")—malignant progression of sali-

vary gland neoplasms, including carcinoma ex pleomorphic adenoma: a review. Pathol Case Rev. 2015;20(1):27–37.
14. Nagao T. "Dedifferentiation" and high-grade transformation in salivary gland carcinomas. Head Neck Pathol. 2013;7(Suppl 1):S37–47.
15. Seethala RR, Barnes EL, Hunt JL. Epithelial-myoepithelial carcinoma: a review of the clinico-pathologic spectrum and immunophenotypic characteristics in 61 tumors of the salivary glands and upper aerodigestive tract. Am J Surg Pathol. 2007;31(1):44–57.
16. Kleinsasser O, Klein HJ, Hübner G. Salivary duct carcinoma. A group of salivary gland tumors analogous to mammary duct carcinoma. Arch Klin Exp Ohren Nasen Kehlkopfheilkd. 1968;192(1):100–5. [Article in German]
17. Chiosea SI, Thompson LD, Weinreb I, Bauman JE, Mahaffey AM, Miller C, et al. Subsets of salivary duct carcinoma defined by morphologic evidence of pleomorphic adenoma, PLAG1 or HMGA2 rearrangements, and common genetic alterations. Cancer. 2016;122(20):3136–44.
18. Williams L, Thompson LD, Seethala RR, Weinreb I, Assaad AM, Tuluc M, et al. Salivary duct carcinoma: the predominance of apocrine morphology, prevalence of histologic variants, and androgen receptor expression. Am J Surg Pathol. 2015;39(5):705–13.
19. Elsheikh TM. Cytologic diagnosis of salivary duct carcinoma. Pathol Case Rev. 2004;9(6):236–41.
20. Wang H, Hoda RS, Faquin W, Rossi ED, Hotchandani N, Sun T, et al. FNA biopsy of secondary nonlymphomatous malignancies in salivary glands: a multi-institutional study of 184 cases. Cancer. 2017;125(2):91–103.
21. Schneider M, Rizzardi C. Lymphoepithelial carcinoma of the parotid glands and its relationship with benign lymphoepithelial lesions. Arch Pathol Lab Med. 2008;132(2):278–82.
22. Hipp JA, Jing X, Zarka MA, Schmitt AC, Siddiqui MT, Wakely P Jr, et al. Cytomorphologic characteristics and differential diagnoses of lymphoepithelial carcinoma of the parotid. J Am Soc Cytopathol. 2016;5(2):93–9.
23. Gnepp DR, Corio RL, Brannon RB. Small cell carcinoma of the major salivary glands. Cancer. 1986;58: 705–14.
24. Chan JK, Suster S, Wenig BM, Tsang WY, Chan JB, Lau AL. Cytokeratin 20 immunoreactivity distinguishes Merkel cell (primary cutaneous neuroendocrine) carcinomas and salivary gland small cell carcinomas from small cell carcinomas of various sites. Am J Surg Pathol. 1997;21(2):226–34.
25. Krane JF, Faquin WC. Salivary gland. In: Cibas ES, Ducatman BS, editors. Cytology: Diagnostic Principles and Clinical Correlates. Fourth ed. Philadelphia: Elsevier Saunders; 2014. p. 299–332.
26. Coca-Pelaz A, Rodrigo JP, Triantafyllou A, Hunt JL, Rinaldo A, Strojan P, et al. Salivary mucoepidermoid carcinoma revisited. Eur Arch Otorhinolaryngol. 2015;272(4):799–819.
27. Coca-Pelaz A, Rodrigo JP, Bradley PJ, Vander Poorten V, Triantafyllou A, Hunt JL, et al. Adenoid cystic carcinoma of the head and neck—an update. Oral Oncol. 2015;51(7):652–61.
28. Savera AT, Sloman A, Huvos AG, Klimstra DS. Myoepithelial carcinoma of the salivary glands: a clinicopathologic study of 25 patients. Am J Surg Pathol. 2000;24(6):761–74.
29. Chhieng DC, Cangiarella JF, Cohen JM. Fine-needle aspiration cytology of lymphoproliferative lesions involving the major salivary glands. Am J Clin Pathol. 2000;113(4):563–71.
30. Chute DJ, Stelow EB. Cytology of head and neck squamous cell carcinoma variants. Diagn Cytopathol. 2010;38(1):65–80.
31. Åkerman M, Domanski HA. The cytology of soft tissue tumours. In: Monographs in clinical cytology, vol. 16. Basel: Karger; 2003.

第 8 章

唾液腺細胞診の補助診断

Ancillary Studies for Salivary Gland Cytology

Marc Pusztaszeri, Jorge S. Reis-Filho, Fernando Carlos de Lander Schmitt, and Marcia Edelweiss

背 景

　一般的に遭遇する唾液腺腫瘍の多くは，細胞所見のみから正確な唾液腺腫瘍の判別が可能である．しかし中には細胞診断が困難なものがある．補助診断は細胞診断精度をあげるための手段として大変重要になってきており，近年の進歩は唾液腺穿刺吸引細胞診精度を向上させ，患者のよりよい治療へとつながっている．唾液腺腫瘍の中には特異的で再現性の高い遺伝子転座が存在し，細胞遺伝学的に特徴的なものがある（第 10 章表 3 参照）[1-5]．これらの遺伝子転座や，その結果生じる融合癌遺伝子と腫瘍性蛋白は，唾液腺穿刺吸引細胞診における診断用マーカーとなる[3-12]．本章では，唾液腺穿刺吸引細胞診の補助診断法と現在利用可能な補助的マーカーについて，最も多い診断困難例への実用的なアプローチと共に解説する．

細胞診における補助診断法

　多くの唾液腺腫瘍に対して，様々な補助診断法—特殊染色，免疫染色，Fluorescent in situ hybridization (FISH)，reverse transcription polymerase chain reaction (RT-PCR)，次世代シークエンス (next generation sequencing-NGS)，フローサイトメトリー (FC) が診断精度向上のため穿刺吸引細胞診検体に導入されている[3-14]．これらの方法のほとんどでは活用範囲がより広がり，費用対効果が高く，診断報告までの時間を短縮できるため，診断業務への導入が容易である[3,4]．免疫細胞化学と分子解析技術の多くは，アルコール固定または乾燥固定，サイトスピン，そして液状細胞診検体を含む種々の細胞診標本にも適用できるが，ホルマリン固定パラフィン包埋（FFPE）セルブロックが最も信頼性が高いと考えられる[3,4,8]．もちいられるほとんどのバイオマーカーは，FFPE 組織ブロックで検証されており，分子解析を細胞診検体をもちいておこなった主要な研究のほとんどで FFPE セルブロックをもちいている．セルブロックはパラフィン組織ブロックに類似しており，標準化が容易で結果の信頼性も高いという利点をもつ．加えてセルブロックでは複数の抗体による免疫染色が必要と考えられる場合にもほぼ同じ標本を多数作製できることから，他の細胞診標本に優る利点がある．それに対して，FISH 解析には一般的に細胞診標本が適しているとされる．これはスライド上で損傷していない細胞

へプローブを直接ハイブリダイズできるため，薄切による細胞核の断裂により，シグナルの「可視化」と「カウント」が不正確になることを避けられるからである．

　実用上，FISH は臨床的にあるいは細胞所見や免疫表現型の特徴から強く疑われている特定の腫瘍の診断を確定する手段として最も威力を発揮するが，多くの場合で，ある疾患を確実に除外するためにはあまり役に立たない[3, 4, 9, 10]．陽性の場合はごく少数の細胞しかない検体でも FISH で診断を確定することができる．穿刺吸引細胞診で悪性疑いの検体は特定の遺伝子再構成（報告見本参照）を FISH 解析することで診断を確定できる．また再構成関連蛋白やその下流の標的蛋白の過剰発現を免疫染色で調べることができ，前述の遺伝子変異解析の代替手段となりうる[3-8, 11, 12]．融合蛋白に対する免疫染色は，FISH 解析と比較して感度は高いが特異性は低いので，免疫染色は FISH 検査の前におこなう選別手段としてもちいられる（報告見本参照）．

特殊染色

　組織化学染色（特殊染色）は間質や細胞質を染色するためにしばしばもちいられている．Periodic acid-Schiff（PAS）やジアスターゼ消化 PAS（d-PAS）は腺房細胞癌の顆粒状細胞質におけるチモーゲン顆粒を染色するためにもちいられる．この染色法により，種々の唾液腺腫瘍にみられる細胞質内粘液も検出できるが，粘表皮癌で最も目立ち，分泌癌（乳腺相似分泌癌［MASC］）にもみられる．またその他の粘液染色として，中性粘液を染めるムチカルミン染色（図 8.1）や酸性ムチンを検出するアルシアンブルー染色（pH2.5）などがある．オイルレッド O 染色では未固定の細胞で脂肪滴が染色され，皮脂腺への分化を確認する最良の染色法の一つとして現在も使用されている．

免疫染色

　免疫染色は診断困難な症例において，鑑別診断の絞り込みを補助する手段として使用される．穿刺吸引細胞診検体においては免疫染色結果の解釈は細胞所見をふまえて慎重におこなうべきである．加えて唾液腺細胞診においては単一の抗体ではなく，複数の抗体パネルを用いた免疫

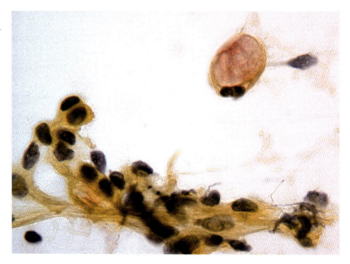

図 8.1　粘表皮癌．ムチカルミン染色では粘液を有する杯細胞が陽性となる

染色を実施することがのぞましい．

●類基底細胞腫瘍の免疫染色

類基底細胞腫瘍の吸引検体の鑑別診断は非常に多岐にわたっており困難であることが多い（第5章参照）．免疫染色はこれらの鑑別診断の可能性を絞り込むために役立つ．表8.1に頻度の高い類基底細胞性唾液腺腫瘍の最も一般的な免疫染色所見をまとめた．中でも多形腺腫と腺様嚢胞癌の鑑別は治療方針や予後予測に大きく影響するため，最も重要と考えられる．

一方で，筋上皮細胞マーカーは特定の腫瘍の診断に特異的なものではないが，唾液腺腫瘍においてさまざまな場面で，その多寡によらず，筋上皮成分の存在の確認に有用である．筋上皮成分を含む唾液腺腫瘍は良悪性にみられ，多形腺腫，筋上皮腫，筋上皮癌，基底細胞腺腫，基底細胞腺癌，腺様嚢胞癌，上皮筋上皮癌，そして程度は限られているが，多型腺癌などが含まれる．一般に筋上皮細胞の証明には複数の抗体パネルによる免疫染色が実施され，より特異的な筋組織マーカーであるSMAやcalponinのほかp63，p40，keratin5/6，GFAP，S-100なども使用される．

唾液腺類基底細胞腫瘍の鑑別診断には，より疾患特異的な数種の免疫染色マーカーが有用である．類基底細胞腫瘍の鑑別診断の感度と特異度をあげるためには，MYB，CD117（c-KIT），pleomorphic adenoma gene 1（PLGA1），HMGA-2，β-カテニン，lymphoid enhancer-binding factor 1（LEF-1）などの抗体パネルをもちいた免疫染色が役立つ（図8.2～8.5）[3, 4, 6, 8, 11, 12, 15, 16]．ほとんどの多形腺腫はPLAG1遺伝子再構成の有無によらず免疫染色ではPLAG1陽性をしめす（図8.2）[8]．PLAG1は筋上皮腫（一部の研究者はこれを筋上皮細胞が優勢な多形腺腫と考えているが）や多形腺腫由来癌の一部でも陽性である[8]．対照的に，PLAG1は腺様嚢胞癌，粘表皮癌，腺様嚢胞癌など他の唾液腺腫瘍で通常陰性である．HMGA2はPAの20%で陽性であり

表8.1 主な唾液腺類基底細胞腫瘍の最も一般的な免疫染色所見

診断	免疫染色									
	P63	P40	SMA	Calponin	S100	C-kit (CD117)	LEF-1	PLAG1	HMGA2	MYB
多形腺腫	+[a]	+[a]	+[a]	+[a]	+[a]	±	±	+	±	−
基底細胞腺腫／腺癌	+[a]	+[a]	+[a]	+[a]	−[b]	±	+	−	−	−
腺様嚢胞癌	±	±	+[a]	+[a]	+[a]	+	−	−	−	+
筋上皮腫／筋上皮癌	+	+	+	+	+	−	−	±	±	−
上皮筋上皮癌	+	+	+	+	+	−	−	−	−	−
多型腺癌	+	−	−	−	+	±	−	±	−	−

SMA: smooth muscle actin, LEF-1: lymphoid enhancer-binding factor 1, PLAG1: pleomorphic adenoma gene 1, HMGA2: high-mobility group AT-hook2
(a) 非管腔細胞
(b) 間質細胞はS100陽性のことがある

図 8.2 多形腺腫．PLAG1 の免疫染色ではセルブロック中の腫瘍細胞の核に強い発現がみられる（Jeffrey F. Krane, MD, PhD, Brigham and Women's Hospital, Boston MA, USA 提供）

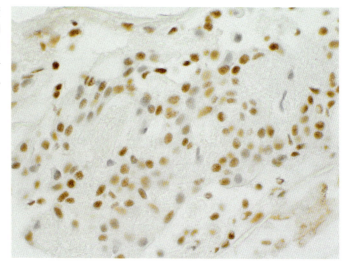

図 8.3 多形腺腫．HMGA-2 の免疫染色ではセルブロック中の腫瘍細胞の核に中等度の発現がみられる（Jeffrey F. Krane, MD, PhD, Brigham and Women's Hospital, Boston MA, USA 提供）

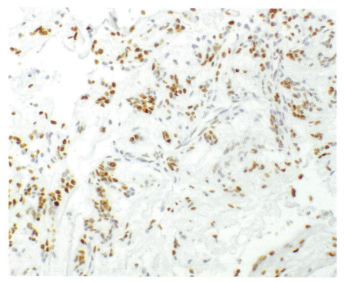

図 8.4 腺様嚢胞癌．MYB の免疫染色では塗抹標本中の腫瘍細胞の核に強い発現をみる

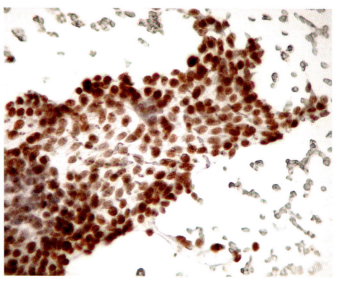

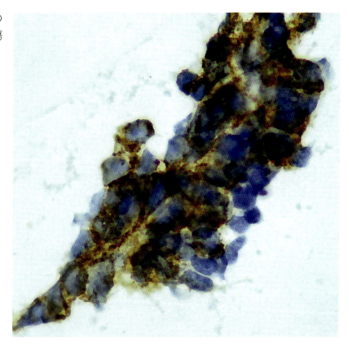

図 8.5 腺様嚢胞癌．CD117 の免疫染色では塗抹標本中の腫瘍細胞の細胞質に強い発現をみる

（図 8.3），他の唾液腺腫瘍では通常陰性をしめすが筋上皮腫では陽性となることがある[8]．MYB は腺様嚢胞癌の有用なマーカーであり，*MYB-NF1B* 遺伝子再構成の有無に関わらず，ほとんどの腺様嚢胞癌で陽性をしめす．細胞検体では腺様嚢胞癌の大部分で MYB 強陽性を示し（図 8.4），他の唾液腺腫瘍では一般に陰性か，ごく一部陽性をしめすにすぎない[8, 11, 12]．MYB に加え，CD117（c-KIT）は腺様嚢胞癌の 90％以上で強くびまん性に陽性をしめす（図 8.5）[17]．

基底細胞腺腫と基底細胞腺癌のおもな鑑別点は周囲組織への浸潤の有無であるため，穿刺吸引細胞診でこれら 2 つを区別することは困難である．加えて，基底細胞腺腫と基底細胞腺癌の免疫染色態度は比較的類似している[6, 15]．基底細胞腺腫と基底細胞腺癌はともに β-カテニンが核に陽性で，その活性化補助因子である LEF-1 は，報告によると（報告によりカットオフ値や使用抗体が異なるが）約 40〜80％の症例で陽性（同時発現）となる．基底細胞腺腫における核 β-カテニンの発現は通常びまん性で強く，基底側の細胞成分に優勢である（図 8.6）．一方，基底細胞腺癌では一般に核 β-カテニンの発現は中等度であり，局所的である[15]．特異性については，核 β カテニンと LEF-1 の発現は皮膚の基底細胞腺癌や石灰化上皮腫，または歯原性腫瘍など，一定の非唾液腺腫瘍においてもよく認められ，LEF-1 については扁平上皮癌においても発現の報告がある[6]．分子レベルでは基底細胞腺腫では 30〜80％に *CTNNB1* 変異がみられるが，一方で基底細胞腺癌ではこれとは異なる，時にはより複雑な遺伝子型をしめす．たとえば *PIK3CA* を活性化するような変異や，β-カテニンが発現しているにもかかわらず通常は *CTNNB1* の遺伝子変異をしめさないといったものである[15, 18]．基底細胞腺腫／基底細胞腺癌のまれな亜型である膜性型は *CYLD1* 遺伝子変異をともなっており，β-カテニンあるいは LEF-1 の発現はまれである．

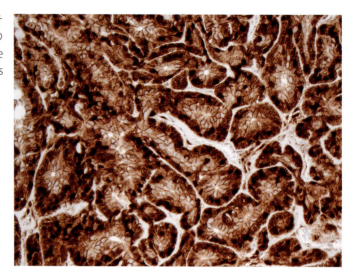

図 8.6 基底細胞腺腫. β-カテニンの免疫染色では腫瘍細胞の核に強い発現を認める（Vickie Y.Jo, MD, Brigham and Women's Hospital, Boston MA,USA 提供）

●好酸性細胞／好酸性細胞腫瘍の免疫染色

　穿刺吸引細胞診で好酸性細胞腫瘍に遭遇した場合は広範な鑑別診断があがる（第 5 章参照）. 免疫染色が診断の絞り込みに有用である. 表 8.2 は好酸性細胞所見をもつ唾液腺腫瘍の一般的な免疫染色所見をまとめたものである. DOG1, SOX10, p63 という少数の抗体パネルによる免疫染色が腺房細胞癌をワルチン腫瘍や粘表皮癌, オンコサイトーマと鑑別するために推奨される[19, 21]. DOG1 と SOX10 は唾液腺腫瘍において腺房細胞や介在部導管への分化を示唆するマーカーであり, 両者とも腺房細胞癌で特徴的に強く, びまん性に陽性をしめす（図 8.7, 8.8）. また SOX10 は単独では筋上皮のマーカーでもある. DOG1 と SOX10 はワルチン腫瘍, オンコサイトーマ, オンコサイト癌, 分泌癌, 粘表皮癌では概して陰性をしめす. 逆に p63 は, 好酸性細胞型を含む粘表皮癌で典型的にはびまん性に発現し, 腺房細胞癌では陰性である. 一方ワルチン腫瘍と粘表皮癌は p63 や p40 に陽性をしめすが, それぞれの陽性細胞の分布は異なる. ワルチン腫瘍では基底細胞層のみに, 粘表皮癌ではよりびまん性に陽性をしめす. S100, GATA-3, mammaglobin は分泌癌の鑑別となる他の好酸性細胞腫瘍では通常陰性をしめし[19, 22, 23], これらの陽性所見は分泌癌という診断を裏づけるのに有用である. 近年, ETV6-NTRK3 融合遺伝子と関連する STAT5a の過剰発現が分泌癌でみられることが報告されており,

表 8.2 唾液腺好酸性細胞腫瘍の最も一般的な免疫染色所見

診断	免疫染色							
	p63	p40	S100	MGB	SOX10	DOG1	GATA-3	AR
ワルチン腫瘍 / オンコサイトーマ	+	−	−	−	−	−	−	−
腺房細胞癌	−	−	−	−	+	+	−	−
分泌癌	−	−	+	+	+	−	+	−
粘表皮癌	+	+	−	−	±	±	−	−
唾液腺導管癌	−	−	−	±	−	−	+	+

MGB: mammaglobin, DOG1: discovered on GIST 1, GATA3: GATA binding protein 3, AR: androgen receptor

図8.7 腺房細胞癌．DOG1の免疫染色ではセルブロック中の腫瘍細胞の細胞質に強い発現がみられる

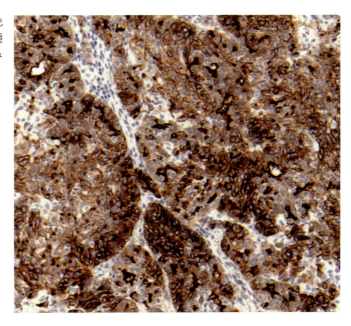

図8.8 腺房細胞癌．SOX10の免疫染色ではセルブロック中の腫瘍細胞の核に強い発現がみられる

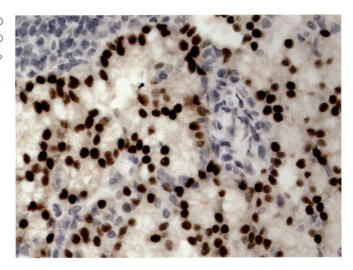

免疫染色をもちいて細胞診検体でも検索が可能である[24]．難解症例や判定困難症例においては，特異的な遺伝子転座の存在が分泌癌や粘表皮癌（好酸性細胞型をふくむ）の最も決定的な診断マーカーとなる[9, 23]．

●明細胞性腫瘍における免疫染色

　唾液腺腫瘍の中には，特に前述の好酸性細胞腫瘍には，明細胞の形態を示すものがある（第5章参照）．好酸性細胞腫瘍について述べたのと同じ抗体パネルがここでも有用である．表8.3に明細胞性腫瘍の最も一般的な免疫染色結果をまとめている．また明細胞癌はしばしばp63陽性になるまれな低悪性度唾液腺癌であるが，筋上皮への分化がなく，細胞内ムチンもみられない[25]．上皮筋上皮癌は異様に大きく明るい細胞質をもつ筋上皮細胞が優勢であるのが特徴で

表 8.3　唾液腺淡明細胞腫瘍の最も一般的な免疫染色所見

診断	免疫染色				
	p63	p40	S100	SOX10	DOG1
筋上皮腫／筋上皮癌	+	+	+	−	−
上皮筋上皮癌	+	+	+	−	−
腺房細胞癌	−	−	−	+	+
粘表皮癌	+	+	−	±	±

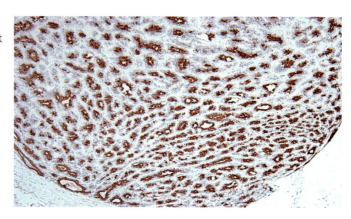

図 8.9　上皮筋上皮癌．Pancytokeratin の免疫染色では腫瘍の二相性が認められる

ある．明細胞の筋上皮分化をしめすマーカーと keratin AE1.3 や EMA など導管上皮細胞のマーカーのパネルによる免疫染色が腫瘍の二相性パターンの証明に役立つ（図 8.9）．

●原発性腫瘍と二次性腫瘍の鑑別のための免疫染色

　唾液腺高悪性度癌は通常，悪性であると容易に認識される．しかし原発性悪性腫瘍と二次性悪性腫瘍の区別は臨床的に重要であるにも関わらず，時に困難なことがある．少数の抗体パネルによる免疫染色が原発性唾液腺腫瘍を転移性病変から区別するのに非常に有用である（表 8.4）．唾液腺の二次性悪性腫瘍を有する患者のほとんどに既往歴がある．扁平上皮癌は最も多い二次性転移であり，多くは皮膚原発である．転移性扁平上皮癌と粘表皮癌との鑑別には，粘表皮癌で陽性となる細胞内ムチンに対する特殊染色が使われる．さらに，androgen receptor, GATA-3 および p63 は，唾液腺導管癌と類似病変の鑑別，特に転移性非角化性扁平上皮癌との鑑別に非常に有用である．唾液腺導管癌の 95%以上が androgen receptor および GATA-3 陽性であり，p63 陰性となる[26]．既知の原発部位に焦点をしぼった免疫染色がおこなわれるべきである．唾液腺への遠隔転移として最も頻度の高いものは肺癌，乳癌および腎癌である（表 8.4）．

唾液腺腫瘍における遺伝子再構成と融合癌遺伝子

　現在知られている再現性のある遺伝子異常を有する唾液腺腫瘍は第 10 章表 10.3 に要約されている．分子診断は日夜進歩しており他の唾液腺腫瘍や追加の遺伝子異常が今後このリストに

表 8.4　唾液腺転移性腫瘍の原発部位推定のための一般的な免疫染色マーカー

免疫染色マーカー	推定原発部位 [a]
CDX-2, SATB-2	腸管
TTF-1	肺，甲状腺
Napsin A	肺
ER, PgR	乳腺，ミュラー管関連 [b]
PAX-8	腎，ミュラー管関連，甲状腺
CD10, RCC	腎
PSA, PHAP	前立腺 [c]
Thyroglobulin	甲状腺
Hep Par-1, glypican 3	肝細胞
GATA-3	乳腺，尿路上皮，その他 [d]
p63, p40, cytokeratin 5／6	扁平上皮，尿路上皮
GCDFP15, MGB	乳腺 [e]

表中の太字は転写因子（核に陽性）
TTF-1 thyroid transcription factor-1, *ER* estrogen receptor, *PR* progesterone receptor, *RCC* renal cell carcinoma, *PSA* prostate specific antigen, *PSAP* prostatic acid phosphatase, *GATA-3* GATA binding protein 3, *GCDFP15* gross cystic disease fluid protein 15, *MGB* mammaglobin
[a] 免疫染色マーカーは，臨床および画像所見にあわせて，複数をパネルとして使用するのがよい．またこれらマーカーの中には唾液腺原発の癌でも発現するものがある
[b] 他の様々な癌腫にも発現する
[c] 唾液腺導管癌および好酸性細胞腫瘍の中にも PSA 陽性をしめすものがある
[d] 皮膚癌および唾液腺癌の中にも陽性をしめすものがある
[e] 原発性唾液腺悪性腫瘍の中にも陽性をしめすものがある（例として分泌癌でも陽性をしめす）

加わる可能性が高い．これらの遺伝子異常は，他臓器の唾液腺腫瘍類似腫瘍を含む様々な腫瘍において見出されるが，原発性唾液腺腫瘍においては特異性が高く，病理組織標本や穿刺吸引細胞診検体における代表的で強力な診断マーカーである[1-4]．しかしながらある遺伝子再構成がないからといって特定の唾液腺腫瘍を除外診断することはできない．それはその遺伝子再構成の検出率が唾液腺腫瘍により大幅に異なるためである．またこれらの遺伝子再構成は診断に役立つだけでなく，予後の指標や遺伝子治療の標的としても有用なことがある[1-2]．

●特異的な遺伝子異常を有する唾液腺腫瘍

　PLAG1 と，もう一方の融合パートナーの 1 つ（最も一般的なのは β-カテニンをコードする遺伝子 *CTNNB1*）を含む特異的な転座 t（3;8）(p21;q12) は，多形腺腫の 50〜60％にみられる[1-2]．唾液腺腫瘍において，*PLAG1* および *HMGA2* 遺伝子再構成は多形腺腫および多形腺腫由来癌にのみ存在し，他の唾液腺腫瘍では見出されていない．19p13 に存在する *CRTC1*（*MECT1*）遺伝子および 11q21 の *MAML2* 遺伝子を含む特異的な遺伝子転座 t（11;19）(q14-21;p12-13) は，粘表皮癌の約 60〜70％にみられることが報告されている．転座は，低〜中等度悪性の粘表皮癌においてより高頻度にみられる．この転座の存在はまた，再発，転移および腫瘍関

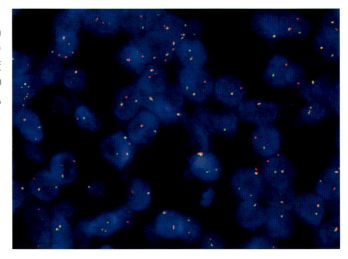

図 8.10 唾液腺分泌癌.
Fluorescent in situ hybridization (FISH) では赤と緑のシグナルの解離がみられ ETV6 遺伝子の改変を示している（Joaquin J.Garcia, MD Mayo Clinic, Rochester MN, USA 提供）

連死亡がいずれも少ないことと関連している．この転座は粘表皮癌において信頼性の高い診断および予後予測のバイオマーカーであると考えられる[1-2]．FISH による MAML2 遺伝子再構成の検出は，細胞診検体や小さな生検材料で粘表皮癌の診断を確定するために有用となる可能性がある[9]．しかし，細胞成分の少ない穿刺吸引細胞診検体では遺伝子検索に充分な細胞量が得られないかもしれないという限界がある．MYB および NFIB 遺伝子を含む特異的な転座 t（6;9）（q21-24;p13-23）は，腺様嚢胞癌の 86%（28～86%）に認められる[1-2]．さらに MYB および NFIB の過剰発現は MYB-NFIB 再構成を有さない症例を含めてほとんどの腺様嚢胞癌でみられることから，これには他の分子調節機構が関与している可能性が示唆される．分泌癌は，ETV6 と NTRK3 の融合を導く特異的な転座 t（12;15）（p13;q25）を特徴とする（図 8.10）[1-2]．後者は分泌癌の特徴であり，分泌癌のほぼ 100% で検出され，他の原発性唾液腺腫瘍では報告されていない．注目すべきは分泌癌の一群が未知のパートナー遺伝子との ETV6 再構成をしめすことである．

　明細胞癌はまれな唾液腺腫瘍であり，穿刺吸引細胞診で診断することは難しい[25]．しかし本腫瘍は低悪性であることが判明しているので，他の原発性唾液腺腫瘍との鑑別は重要である．明細胞癌は EWSR1-ATF1 遺伝子再構成を生み出す特異的な転座 t（12;22）（q13;q12）を有しているのが特徴で，この転座は明細胞癌の約 85% に認められる[1-2]．明細胞癌の確定診断は特異的な EWSR1 再構成の証明によっており，この変異は他の明細胞性唾液腺腫瘍には存在しないとされるが，例外として明細胞性筋上皮癌の一部（35%）およびまれに上皮筋上皮癌（9%）にも認められる．明細胞癌とこれらの 2 群とは免疫染色態度によってある程度区別することができる．

　多型腺癌は主に口腔の小唾液腺，特に口蓋に発生する唾液腺腫瘍である．低悪性度腫瘍であり，腺様嚢胞癌との鑑別が重要である[27]．多型腺癌の大部分は PRKD1 E710D の点突然変異または PRKD 遺伝子ファミリー（PRKD1，PRKD2 または PRKD3）遺伝子再構成を有しており，これらの遺伝子異常は他の唾液腺腫瘍では見つかっていない[28]．PRKD1 変異の存在は無転移生存率と有意に関連するとされる．

● Fluorescent in Situ Hybridization（FISH）

　他の分子学的手法とは対照的に，核酸の組織内での検出については，組織検体よりむしろ細胞検体に，有用な診断情報を提供できる利点がある．現在組織内で DNA コピー数／再構成状態を評価するのには 2 つの主要な方法があり，蛍光法（FISH）と明視野法（chromogenic in situ hybridization–CISH）である．唾液腺腫瘍の臨床動態に関連する遺伝子変異の大部分は融合遺伝子を形成する再構成であり，この遺伝子再構成を証明するには FISH は他のいずれの ISH 法よりも優れているので，このセクションでは FISH による DNA 検出のみに焦点を当てる．FISH 法の成否は，アッセイの適切な実施と結果の解釈にある．細胞診検体をもちいると薄切によって核が切断されないという利点があるが，セルブロックも病理組織標本と同様に利用できる．スコアリングについては，観察者自身や観察者間で誤差があるため，2 検者によるスコアリングが推奨され，内部および外部精度管理が強く推奨される．

● Polymerase Chain Reaction（PCR）法

　PCR 法の基本原理は目的とする DNA 領域の増幅である．異なる細胞診標本からの抽出物は PCR 分析のための優れた試料であり，良好な結果を得るには 50 〜 100 個の細胞数が必要である．PCR が最もよく使用されるのは遺伝子発現の検索であり，それには RNA を増幅できる PCR を利用して融合遺伝子の転写産物を検索する場合が含まれる．PCR 法は異なる融合遺伝子を検出するためには FISH よりはるかに高感度であるが，FISH 解析では検出できるような，未知の分子変異を検出することはできない．

● フローサイトメトリー

　フローサイトメトリーは，細胞浮遊液中の細胞について物理的および免疫学的特性を測定する技術である．唾液腺の穿刺吸引細胞診ではフローサイトメトリーは主にリンパ増殖性病変の検出にもちいられる（第 3 章および第 7 章を参照）[13, 14]．未固定の穿刺吸引細胞診検体は小細胞凝集体の濾過後に，フローサイトメトリーへの処理過程に進む．フローサイトメトリー用に処理する前に，たとえばサイトスピンをもちいて，穿刺吸引細胞診検体の形態学的評価をおこなうことが望ましい．細胞数が限られている場合は臨床所見，既往歴，および採取部位に基づいて症例ごとに適切な抗体のパネルを選択する必要がある．

　唾液腺の吸引検体において細胞所見のみでリンパ性病変の診断をおこなうのはかなり難しいので，フローサイトメトリーはリンパ腫と反応性病変を鑑別するのに非常に有用である[13, 14]．B 細胞リンパ腫において，免疫グロブリン軽鎖の κ または λ 制限に基づいたクローン性細胞集団の検出や Bcl-2 の発現は診断に有用である．T 細胞免疫表現型の改変の存在は T 細胞リンパ腫の可能性を示唆するのにも使用できる．Stacchini らは 61 例の解析において，細胞診とフローサイトメトリーを組み合わせることで 100％の感度および 83％の特異性でリンパ増殖性病変を診断・分類できることをしめした[14]．フローサイトメトリーは，穿刺吸引細胞診検体中の非リンパ系腫瘍細胞の存在も検出可能である．

報告見本

例1：
検体適正
腫瘍性病変：悪性度不明の腫瘍（SUMP）
類基底細胞腫瘍．所見参照
所見：免疫染色では PLAG1 陽性，β-カテニンおよび MYB 陰性，CD117 局所的に弱陽性で Ki-67 標識率は低い．この免疫染色態度と細胞所見からは多形腺腫と考えられる．臨床的に適応があれば，精査には PLAG1 遺伝子再構成を検出するための FISH が有用である．

例2：
検体適正
悪性の疑い
悪性の疑いのある類基底細胞腫瘍．所見参照
所見：免疫染色では MYB，CD117 陽性，PLAG1，β-カテニン陰性である．細胞所見と合わせ腺様嚢胞癌が疑われる．臨床的に適応があれば，診断確定のためには MYB 遺伝子再構成を検出するための FISH が有用である．

例3：
検体適正
悪性
腺房細胞癌に合致する好酸性細胞腫瘍．所見参照
所見：免疫染色では DOG1，SOX10 がともに陽性，mammaglobin，p63 陰性である．細胞所見と合わせ，総合的に腺房細胞癌と合致する．

例4：
検体適正
悪性
分泌癌．所見参照
所見：FISH 解析により判明した特異的な t (12;15) 転座の存在は分泌癌の診断を裏付ける．

例5：
検体適正
非腫瘍性病変
反応性リンパ節．所見参照
所見：細胞所見と良性のフローサイトメトリーの結果を合わせ，反応性リンパ節と考えられる．リンパ節腫大が続く場合には精査のため再検が望ましい．

〔文献〕

1. Andersson MK, Stenman G. The landscape of gene fusions and somatic mutations in salivary gland neoplasms—implications for diagnosis and therapy. Oral Oncol. 2016;57:63–9.
2. Weinreb I. Translocation-associated salivary gland tumors: a review and update. Adv Anat Pathol. 2013;20(6):367–77.
3. Pusztaszeri MP, García JJ, Faquin WC. Salivary gland FNA: new markers and new opportunities for improved diagnosis. Cancer Cytopathol. 2016;124(5):307–16.
4. Pusztaszeri MP, Faquin WC. Update in salivary gland cytopathology: recent molecular advances and diagnostic applications. Semin Diagn Pathol. 2015;32(4):264–74.
5. Griffith CC, Schmitt AC, Little JL, Magliocca KR. New developments in salivary gland pathology: clinically useful ancillary testing and new potentially targetable molecular alterations. Arch Pathol Lab Med. 2017;141(3):381–95.
6. Griffith CC, Siddiqui MT, Schmitt AC. Ancillary testing strategies in salivary gland aspiration cytology: a practical pattern-based approach. Diagn Cytopathol. 2017;45(9):808–19.
7. Wang H, Fundakowski C, Khurana JS, Jhala N. Fine-needle aspiration biopsy of salivary gland lesions. Arch Pathol Lab Med. 2015;139(12):1491–7.
8. Foo WC, Jo VY, Krane JF. Usefulness of translocation-associated immunohistochemical stains in the fine-needle aspiration diagnosis of salivary gland neoplasms. Cancer Cytopathol. 2016;124(6):397–405.
9. Evrard SM, Meilleroux J, Daniel G, Basset C, Lacoste-Collin L, Vergez S, et al. Use of fluorescent in-situ hybridisation in salivary gland cytology: a powerful diagnostic tool. Cytopathology. 2017;28(4):312–20.
10. Hudson JB, Collins BT. MYB gene abnormalities t(6;9) in adenoid cystic carcinoma fine-needle aspiration biopsy using fluorescence in situ hybridization. Arch Pathol Lab Med. 2014;138(3):403–9.
11. Pusztaszeri MP, Sadow PM, Ushiku A, Bordignon P, McKee TA, Faquin WC. MYB immunostaining is a useful ancillary test for distinguishing adenoid cystic carcinoma from pleomorphic adenoma in fine-needle aspiration biopsy specimens. Cancer Cytopathol. 2014;122(4):257–65.
12. Moon A, Cohen C, Siddiqui MT. MYB expression: potential role in separating adenoid cystic carcinoma (ACC) from pleomorphic adenoma (PA). Diagn Cytopathol. 2016;44(10):799–804.
13. MacCallum PL, Lampe HB, Cramer H, Matthews TW. Fine-needle aspiration cytology of lymphoid lesions of the salivary gland: a review of 35 cases. J Otolaryngol. 1996;25(5):300–4.
14. Stacchini A, Aliberti S, Pacchioni D, Demurtas A, Isolato G, Gazzera C, et al. Flow cytometry significantly improves the diagnostic value of fine needle aspiration cytology of lymphoproliferative lesions of salivary glands. Cytopathology. 2014;25(4):231–40.
15. Jo VY, Sholl LM, Krane JF. Distinctive patterns of CTNNB1 (β-catenin) alterations in salivary gland basal cell adenoma and basal cell adenocarcinoma. Am J Surg Pathol. 2016;40(8):1143–50.
16. Bilodeau EA, Acquafondata M, Barnes EL, Seethala RR. A comparative analysis of LEF-1 in odontogenic and salivary tumors. Hum Pathol. 2015;46(2):255–9.
17. Mino M, Pilch BZ, Faquin WC. Expression of KIT (CD117) in neoplasms of the head and neck: an ancillary marker for adenoid cystic carcinoma. Mod Pathol. 2003;16(12):1224–31.
18. Wilson TC, Ma D, Tilak A, Tesdahl B, Robinson RA. Next-generation sequencing in salivary gland basal cell adenocarcinoma and basal cell adenoma. Head Neck Pathol. 2016;10(4):494–500.
19. Schmitt AC, McCormick R, Cohen C, Siddiqui MT. DOG1, p63, and S100 protein: a novel

19. Schmitt AC, McCormick R, Cohen C, Siddiqui MT. DOG1, p63, and S100 protein: a novel immunohistochemical panel in the differential diagnosis of oncocytic salivary gland neoplasms in fine-needle aspiration cell blocks. J Am Soc Cytopathol. 2014;3(6):303–8.
20. Schmitt AC, Cohen C, Siddiqui MT. Expression of SOX10 in salivary gland oncocytic neoplasms: a review and a comparative analysis with other immunohistochemical markers. Acta Cytol. 2015;59(5):384–90.
21. Canberk S, Onenerk M, Sayman E, Goret CC, Erkan M, Atasoy T, Kilicoglu GZ. Is DOG1 really useful in the diagnosis of salivary gland acinic cell carcinoma? A DOG1 (clone K9) analysis in fine needle aspiration cell blocks and the review of the literature. Cytojournal. 2015;12:18.
22. Schwartz LE, Begum S, Westra WH, Bishop JA. GATA3 immunohistochemical expression in salivary gland neoplasms. Head Neck Pathol. 2013;7(4):311–5.
23. Oza N, Sanghvi K, Shet T, Patil A, Menon S, Ramadwar M, Kane S. Mammary analogue secretory carcinoma of parotid: is preoperative cytological diagnosis possible? Diagn Cytopathol. 2016;44(6):519–25.
24. Kawahara A, Taira T, Abe H, Takase Y, Kurita T, Sadashima E, et al. Diagnostic utility of phosphorylated signal transducer and activator of transcription 5 immunostaining in the diagnosis of mammary analogue secretory carcinoma of the salivary gland: a comparative study of salivary gland cancers. Cancer Cytopathol. 2015;123(10):603–11.
25. Milchgrub S, Vuitch F, Saboorian MH, Hameed A, Wu H, Albores-Saavedra J. Hyalinizing clear cell carcinoma of salivary glands in fine needle aspiration. Diagn Cytopathol. 2000;23(5):333–7.
26. Kawahara A, Harada H, Akiba J, Kage M. Salivary duct carcinoma cytologically diagnosed distinctly from salivary gland carcinomas with squamous differentiation. Diagn Cytopathol. 2008;36(7):485–93.
27. Rooper L, Sharma R, Bishop JA. Polymorphous low grade adenocarcinoma has a consistent p63+/p40- immunophenotype that helps distinguish it from adenoid cystic carcinoma and cellular pleomorphic adenoma. Head Neck Pathol. 2015;9(1):79–84.
28. Weinreb I, Piscuoglio S, Martelotto LG, Waggott D, Ng CK, Perez-Ordonez B, et al. Hotspot activating PRKD1 somatic mutations in polymorphous low-grade adenocarcinomas of the salivary glands. Nat Genet. 2014;46(11):1166–9.

第 9 章

臨床的対応

Clinical Management

Mandeep S. Bajwa, Piero Nicolai, and Mark A. Varvares

背 景

　唾液腺疾患の多様性は，最適な患者ケアを追求する病理医や放射線科医，そして疾患の治療にあたる臨床医に特殊な難題を課す．穿刺吸引細胞診同様に，病歴，理学的診察，そして超音波や造影CT（図9.1）[1]，造影MRIなど画像所見などから得られる情報はすべて治療計画の作成に貢献し，治療方針は，経過観察，限局的あるいは広範な外科的切除，そして術後補助療法の可能性まで多岐にわたる[2-6]．穿刺吸引細胞診は唾液腺疾患の診断においてその役割がすでに十分に確立されており，細胞所見は，唾液腺疾患の性状に関する貴重な情報を提供する．穿刺吸引細胞診は迅速で，かつ合併症もきわめて少ないため忍容性が高く，また臨床画像所見と

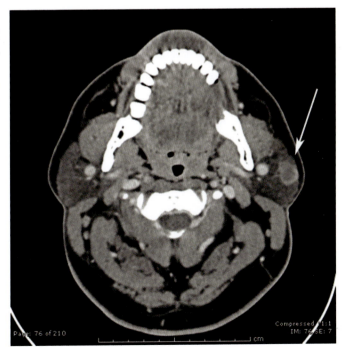

図9.1 左耳下腺浅葉腫瘍の造影CT軸位断．腫瘍径1.2cm，辺縁明瞭，軽度の造影増強効果を認める．腫瘍の穿刺吸引細胞診では多形腺腫であった（Faquin and Powers[1]より許諾を得て転載）

合わせて迅速細胞診（ROSE）をおこなうことで，患者を治療方針に応じて振り分けるのに役立つ[3]．

　細胞診断医が唾液腺の穿刺吸引細胞診を評価することがいかに困難であるかは，唾液腺腫瘍のWHO分類をみれば推測される．そこには組織所見に基づいて40以上の疾患が記載されているからである[7]．いくつかの疾患は形態的に非常に類似しているため，時として治療にあたる臨床医に特定の組織推定がなされず細胞所見のみが報告されることは避けられない[2]．このため，患者が正しい治療を確実に受けることができるよう，細胞診断医と治療にあたる臨床医はしっかりと確実にコミュニケーションをはかる必要がある．その際に唾液腺細胞診の標準的な報告様式というものが最も役に立つ．外科医にとっての「唾液腺細胞診ミラノシステム」の臨床的な有用性は以下のように要約できる．

・報告の標準化およびコミュニケーションの明確化
・細胞診断と悪性の危険度（ROM）の関連付けと層別化
・治療アルゴリズムの推進
・唾液腺細胞診に対する経験や専門知識が異なる多様な施設において，現行のシステムからの移行が容易で実用的な信頼性があるシステムであること
・基準（例えば不適正標本の割合が10％以下）を設定し，品質保証の調査や診療評価を容易にすると同時に，将来の研究に役立つ転帰の評価指標を提供すること

臨床的対応について：耳下腺および顎下腺の概要

　唾液腺病変の治療戦略を作成するにあたり臨床医が対処すべき鍵となる質問がいくつか存在する．

・治療計画を決定する前に必要な追加情報や明確にすべきこと，または病期判定のための放射線検査はないか？
　－耳下腺を侵す腫瘤については，ほぼ全ての患者に術前画像検査（造影剤を用いたCTまたはMRI）を施行しておくべきである．これは病変の範囲（浅葉および／または深葉），および，できれば顔面神経を温存して原発腫瘍の完全切除が可能であるかを見極めるために実施される．耳下腺の辺縁に小さな（1cm未満の）境界明瞭な病変があり，細胞診が良性（すなわち「腫瘍：良性」）である少数の患者では，画像診断を必要としないこともある．腫瘍の神経浸潤が臨床経過から疑われる患者では，脳神経浸潤についての詳細な評価（MRIおよび／またはCTを使用して）がなされるべきである．悪性腫瘍の患者は，所属リンパ節群を評価する画像検査（造影CTまたはMRI）も受けるべきであり，遠隔転移を生じやすい部位も検査されるべきである（造影胸部CTまたは頭蓋底から大腿までのPET-CT）．

・この症例は治療計画に関して早い段階で腫瘍内科または放射線治療医を含む多診療科間で議論する必要があるか？
　－明らかに良性とはいえない唾液腺病変に関しては，施設の大小を問わず多診療科間で検討すべきである．

・病変は外科的切除が必要か？　あるいは，臨床的経過観察で問題ないか？

－悪性化のリスクの低い無症候性良性病変の場合，たとえばワルチン腫瘍や高齢者の深葉多形腺腫では経過観察による対応が可能である．これには患者が顔面神経障害が発生しうるというリスクを避けたいと希望しているような限られた症例も含まれる．
・病変の経過観察を考慮する場合には，これが安全な選択肢であるかさらに検査する必要があるか？
　　－経時的な画像検査または穿刺吸引細胞診の再検を必要とする症例も存在する．これは個々の患者の経過によって異なる．理学的所見では容易に評価できない位置にある腫瘍は，経時的な画像検査により「増大速度」を見極めることが可能であり，その時点で検査の間隔を延長できるかもしれない．臨床的に良性と考えられ，細胞診では良悪性鑑別困難な腫瘍（たとえば，「腫瘍性：良悪性不明な唾液腺腫瘍；SUMP」）は，一定期間の観察の後に穿刺吸引細胞診の再検をおこなうことも可能である．最後に，経過観察中の良性または良悪性鑑別困難な腫瘍が一定期間著変を認めなかったのに急速に増大したり，または疼痛や顔面神経障害などの新しい臨床症状が発現した場合には，増悪している腫瘍の診断確定のために穿刺吸引細胞診の再検をおこなうべきである．
・外科的治療が考慮されるとき，腫瘍の治療として最低限必要とされる処置とはどのようなものか？
　　－術前評価では，腫瘍を完全切除し，再発のリスクを最小限におさえた際に発生しうる術後顔面神経麻痺と顔面の陥凹の可能性について検討すべきである．耳下腺悪性腫瘍の症例では，術式には耳下腺浅葉切除術から耳下腺亜全摘術，全摘術までがある．腫瘍の肉眼的残存なしに顔面神経を腫瘍から剥離することが不可能な場合をのぞいて，すべての症例で顔面神経は温存される．悪性症例において神経の切除を検討する際には，切除による合併症の大きさと，肉眼的に病変が残り術後放射線治療や化学放射線治療を実施した場合に治療が奏功せず患者が死亡する確率とのバランスを考慮すべきである．
・神経損傷または切除，および，神経移植のドナーサイト合併症のリスクの上昇について患者に説明し，同意を得る必要があるか？
　　－これはインフォームドコンセントの過程における最重要項目である．腫瘍が大きいが明らかに良性の患者については，永久的な著しい神経損傷のリスクは低いことを話し合っておかなければならない．悪性腫瘍の可能性があればどの患者でも，神経の切除，移植神経の採取，神経切除部位の再建，そして神経移植の可能性に関して，患者と話し合っておく必要がある．顔面の緊張を維持するための静的再建および眼瞼の処置の可能性に関しても，話し合っておかなければならない．
・頸部郭清術の適応はあるか？
　　－臨床的に頸部リンパ節転移の確証のある患者は，ほぼ全例で根治的頸部郭清術を受けることになる．既知の頸部転移のない患者は，術前穿刺吸引細胞診評価か術中凍結切片所見のいずれか，または両方の結果によっては予防的頸部郭清術を受けることもある．著者らは，凍結切片の実施状況は国によって大きく異なっており，専門の病理医により診断される必要があると認識しているが，迅速診断は治療法の決定を容易にするものである．頸部郭清術を実施する最適なタイミングは原発部位の手術時である．あるいは頸部の治療方法と治

療モダリティー（頸部郭清術　対　放射線治療）に関する決定は，原発巣の正式な組織学的評価の後に下されることもある．病変が穿刺できない部位にあったり，細胞診診断が良悪性鑑別困難であるなどの理由により，術前に悪性の診断がなされていない患者では，耳下腺原発巣の術中迅速診断に基づいて頸部郭清術の決定がなされるかもしれない．低悪性度粘表皮癌のような低悪性度癌の患者で，臨床的にも画像検査でも頸部リンパ節転移がないと考えられる場合には，頸部郭清術をおこなわずに臨床的に経過観察されうる．病理学的に高悪性度癌の患者（たとえば唾液腺導管癌や高悪性度粘表皮癌）では，予防的選択的頸部郭清術の適応が検討される．

- 「意義不明な異型；AUS」や「良悪性不明な腫瘍；SUMP」，悪性の疑いまたは穿刺吸引細胞診で不適正など，術前の細胞診で確定診断がつかなかった場合に術中迅速診断を実施する必要があるか？
  - 術中迅速診断が術前細胞診診断の重要な補助として使用されている施設もある．そのような施設では，腫瘍全体を含む耳下腺部分切除標本が熟練した病理医に送られる．切開生検は腫瘍の被膜の損傷により腫瘍細胞播種のリスクがあり，再発のリスク上昇につながるので禁忌である．迅速診断は腫瘍の切除断端陰性や神経浸潤が認められる症例での神経切断端陰性の評価に役立つ．迅速診断は，細胞診では鑑別困難であった腫瘍について組織分類，腫瘍の悪性度，そして浸潤の広がりを明らかにすることができ有用である．臨床医は迅速診断には凍結切片に固有のアーチファクトがあり，診断の精度には限界のあることに留意すべきである．迅速診断が頸部の治療に関する方針決定に及ぼす影響については前に述べた．

ミラノシステムの診断区分ごとの臨床対応の選択肢
●不適正
【対応】
- 穿刺吸引細胞診再検．最初の穿刺吸引細胞診が触診によるものであった場合には，超音波ガイド（USG）を検討する．
- USG および適切な標本処理にもかかわらず，2 回目の穿刺吸引細胞診も不適正である場合には，他の検査方法を検討する．まだ実施されていないのなら，最初に，造影 CT または MRI による画像診断を実施する．次に，MRI，CT または臨床像により悪性が疑われる場合，あるいは，病変の性状に関してまだ疑問が残る場合には，USG 下針生検（CNB）か，切開生検（両者ともに，腫瘍細胞播種のリスクをともなう可能性があるため意見が分かれる），または定型的外科的摘出を検討する．
- 標本が「嚢胞内容物のみ」の場合には，USG 下で完全に嚢胞内容物を吸引する．
  もし充実性成分が残れば，再び検体を採取すること．もし病変が完全に消失するなら，US ± 穿刺吸引細胞診を 3～4ヵ月後に実施すること．US により再発病変が認められる場合には，穿刺吸引細胞診を繰り返す．

● **非腫瘍性**

非腫瘍性病変の大多数は，非外科的に対応される．

【対応】

・穿刺吸引細胞診において明らかに「非腫瘍性」の病変は，病変が進行性でないことを確認するために，継続的な理学所見または画像診断，あるいは両者を組みあわせて経過観察される．臨床所見または画像検査のいずれかにおいて変化が認められれば，細胞診所見に変化のないことを確認するために吸引細胞診の再検が必要である．

・「非腫瘍性」の症例において，穿刺吸引細胞診のためのUSガイドは，この診断区分ではまれではないサンプリングエラーを回避するために重要である．臨床的また放射線学的な所見を説明するために十分な診断情報が穿刺吸引細胞診所見から得られない場合には，穿刺吸引細胞診の再検をおこなう．針生検の使用，切開生検または外科的切除も考慮されうる．

・MRIまたはCTは，病変の経時的な評価や局所リンパ節の評価に役立つ．

● **意義不明な異型（AUS）**

【対応】

・穿刺吸引細胞診再検．最初の穿刺吸引細胞診が触診下によるものであった場合には，USガイド下穿刺吸引細胞診を検討する．

・臨床的判断による間隔で，定期的な臨床的経過観察をおこなう．一般的な目安としては3〜6ヵ月毎である．

・造影MRIまたはCTによる断層像撮影

・臨床像から悪性が懸念される際には，針生検，切開生検，または外科的切除も考慮されるべきである．例として，炎症の兆候のない有痛性腫瘤，同時発症の顔面神経の機能低下や麻痺，あるいは皮膚悪性腫瘍の既往歴などがあげられる．

● **腫瘍**

・良性

・良悪性不明な唾液腺腫瘍（SUMP）

【対応（概要）】

・切除断端としてわずかな正常組織（1〜2細胞の層の厚みまでのこともある）をつけた完全（根治的）腫瘍切除をおこなう．術前FNA診断により「良性」であることが確実な腫瘍に関しては，凍結切片は必要ではない．

・SUMPカテゴリーにおいては，低悪性度腫瘍のリスクが高まることを考慮すると，外科的切除が適応となる．術中迅速診断は，より確定的な組織学的分類を得るのに役立ち，そして頸部郭清術の要否の決定に際し情報を提供する．耳下腺のSUMP病変については，耳下腺切除術式は腫瘍のサイズおよび部位による．しかし，神経を温存する神経剥離耳下腺切除術が腫瘍学的には最も安全な選択肢である．

・顎下腺に浸潤するSUMP病変については，筋膜上の面で腺全体を除去する切除術を実施しなければならない．迅速診断は悪性であることの確定と，中〜高悪性度の腫瘍に対して選択

的頸部郭清術の実施を決定するための手助けとなる．顎下腺では悪性腫瘍の比率が高いので，頸部郭清術が必要になった場合に備えて皮膚切開は十分に低い位置でおこなうことを考慮するべきである．

【良性腫瘍への対応要約】
耳下腺病変：
・ほぼ全ての症例において，病変の範囲を決定するため断層画像診断（MRI または CT）をおこなう．触知可能で境界明瞭な非常に小さな病変にのみ，術前画像検査をおこなわないことがある．
・被膜外腫瘍切除，あるいは神経を温存した神経剥離耳下腺切除術による病変の全摘出をおこなう．浅葉または外側葉の病変は耳下腺浅葉切除術を受け，深葉部の病変は腺の浅葉部分を温存しながら深葉の病変を切除する必要があることが多い．浅葉部分の温存は術後の創部陥凹を最小限に抑えるのに役立つ．
・切除不能，あるいは神経損傷のリスクを受け入れられない一部の患者は，外科的治療をおこなうことなく臨床的に経過観察される

顎下腺病変：
・術前の断層画像検査（MRI または CT）と筋膜上の面での顎下腺切除をおこなう．

【SUMP への対応要約】
耳下腺病変：
・頸部の術前評価と神経温存耳下腺切除術のため断層画像診断（MRI または CT）をおこなう．
・臨床的に適応ではない症例（切除不能患者など）を除いて，神経温存外科的切除術をおこなう．
・組織学的分類をより正確に確定し郭清術の適応を決定するために，迅速診断の実施を検討する．

顎下腺病変：
・術前の断層画像診断（MRI または CT）と筋膜上の面での顎下腺切除をおこなう．
・頸部郭清術をおこないやすいように，皮膚切開は十分に低い位置でおこなうように留意する．
・一時治療として設定される場合は組織学的分類をより正確に確定し頸部郭清術の適応を決定するために迅速診断の実施を検討する．

● 悪性の疑い
【対応（概要）】
・この診断区分の唾液腺病変は高い悪性のリスク（ROM）を有し，外科的切除に先立ち病変の範囲と病期を評価するため断層画像撮影が必要となる．転移性病変を除外するために胸部の画像検査も実施されるべきである．
・原発巣の切除時に予防的頸部郭清術が必要か，あるいは原発巣および上頸部リンパ節に対する術後補助放射線治療をおこなうべきかを評価することが重要である．全ての悪性腫瘍が予

防的頸部郭清術を必要とするわけではない．Frankenthaler ら[4]，および Armstrong ら[2] の古典的な研究に基づくと，予防的頸部郭清術の適応は腫瘍が 4cm 超，組織学的に高悪性度，腺被膜外浸潤，そして神経障害が認められる場合である．
- 術前細胞診により「悪性の疑い」とされた唾液腺原発腫瘍の迅速診断は，臨床的にも画像的にも転移陰性の症例において，予防的頸部郭清術を決定するための情報として有用である．
- 術前に臨床的または画像的に頸部転移があきらかな症例，あるいは術前細胞診が「悪性の疑い」であった症例に対しては，レベルⅡ～Ⅳの根治的全頸部郭清術が計画されるべきである．このような場合に術中迅速診断は頸部郭清術の必要性を確認するために使用される．
- 郭清の範囲は頸部の病変の場所と病期により大きく影響される．レベルⅡ～Ⅳの郭清はほとんど常に求められる．

●悪性の疑いへの対応要約

- 手術前の病期判定のために，頸部の造影 MRI または CT と胸部の画像検査をおこなう．
- 耳下腺病変
  - 病変の全摘出と神経温存耳下腺切除術をおこなう．
  - 神経障害のリスクが高いこと，腫瘍から神経が剥離できない可能性について患者に説明し同意を得る．術者は顔面神経を犠牲にする前に悪性を確認するために術中迅速診断の使用を選択することもある．
  - 例外的な状況では神経切除と顔面神経再建術がおこなわれる必要があるかもしれないことを患者に説明し同意を得る．
  - 画像所見が悪性を示唆する場合は，神経温存腫瘍全摘を実施すべきである．凍結切片で悪性であり病理学的転移陽性リンパ節が同定された場合には，同時的に全頸部郭清術が実施されるが，可能ならリンパ節以外の臓器（内頸静脈，胸鎖乳突筋，副神経）は温存する．最大径が 4cm 超，原発部位の迅速診断が高悪性度，画像検査における腺外浸潤，あるいは術中または術前に顔面神経機能低下が認められる場合には，臨床的および画像的に N0 であっても予防的選択的頸部郭清術を実施する．
- 凍結切片を日常的に使用することのない施設では，頸部への治療方針の決定は，原発部位の正式な組織学的診断がおこなわれてからなされる．悪性の症例では，放射線治療または追加切除（すなわち頸部郭清術）をすすめる決定は多診療科間で検討した上でおこない，説明を受けた患者に対して実施される．適応ありと判断された場合，二期的手術として頸部郭清術をおこなう．
- 顎下腺病変
  - 臨床所見，造影 MRI または CT 所見が頸部転移のない良性病変であれば，頸部郭清術をおこないやすいような低い位置での皮膚切開で，筋膜上剥離での腺摘出を検討する．迅速診断は施行すべきである．迅速診断所見が中～高悪性度癌である場合には選択的頸部郭清術が実施されることもある．
  - 造影 MRI または CT が悪性を示唆し，迅速診断で原発性顎下腺悪性腫瘍がみられ，そして転移のあるリンパ節が存在する場合には選択的頸部郭清術を実施する．

●悪性

　明らかに「悪性」の唾液腺病変に対する臨床的対応において，悪性度（低悪性　対　高悪性度）を含む特定の組織型分類の確定は臨床的な治療方針決定のための重要な情報を提供する．

　組織型分類の確定ができないときでも，腫瘍の悪性度に関する情報が有益であることに変わりはない．臨床医が原発部位の切除に必要とされる範囲と頸部郭清術が必要かどうかを決定する際に，低悪性対中悪性対高悪性度分類は役立つ．深葉を侵す高悪性度癌では耳下腺全摘出術が必要となる．外側部病変については，外科的治療効果を最大限にするために耳下腺全摘出術を選ぶ外科医もいれば，患者が術後放射線治療を受けることを考慮して耳下腺浅葉切除術をおこなう外科医もおり，手術範囲に関しては意見が分かれている．さらに「転移性」の分類も患者の治療にあたる臨床医にとっては有益な情報である．耳下腺内リンパ節は皮膚原発腫瘍からの転移の好発部位であり，このような患者ではしばしば同時頸部郭清術が必要となる．病変が皮膚以外の原発部位に由来する転移の場合には，原発部位を同定するためにPET-CTが適応となることもある．

【臨床対応の要約】
- 術前病期診断のための頸部MRIまたはCT＋頸部および胸部のCTをおこなう．
- 耳下腺病変
    - 頸部リンパ節転移を示す臨床的または放射線画像所見がなく，他に頸部郭清術の適応がない低悪性度癌に対しては（上述のとおり），神経温存耳下腺切除術による腫瘍の全摘を実施する．
    - 頸部リンパ節転移陰性の中または高悪性度癌に対しては，神経温存耳下腺全摘出術と予防的選択的頸部郭清術を実施する．
    - 頸部リンパ節転移陽性の中または高悪性度癌に対しては，神経温存耳下腺全摘出術と選択的頸部郭清術を実施する．
    - 神経障害のリスクが高いことと，腫瘍から神経が剥離できない可能性について患者に説明し同意を得る．外科医は顔面神経を切除にする前に，悪性を確認するために術中迅速診断の使用を選択することもある．
    - 神経切除が必要となり，その後神経再建術がおこなわれる可能性について患者に説明し同意を得る．
- 顎下腺病変
    - 低悪性度癌で臨床的，画像的に頸部リンパ節転移がなく，他に頸部郭清術の適応がない場合には筋膜上顎下腺切除術を実施する．
    - 中または高悪性度癌に対しては筋膜上顎下腺切除術を施行し，頸部リンパ節転移を示す臨床画像所見がない場合には予防的頸部郭清術を実施する．
    - 中または高悪性度癌に対しては，筋膜上顎下腺切除術を施行し，頸部リンパ節転移の臨床画像所見がある場合には頸部郭清術を実施する．
- 転移性
    - 原発部位が既知─原発腫瘍により対応

皮膚扁平上皮癌に対しては神経温存耳下腺切除術をおこない，臨床的に N0 の場合には選択的頸部郭清術を検討する．
- 原発が不明—原発部位を同定するために PET-CT を検討する．原発部位が同定された場合は原発部位の癌に応じて治療する．原発部位が同定されず唾液腺病変が単発の場合には，制御不能の頭頸部悪性腫瘍になることを避けるために高悪性度癌として治療する．このような状況では顔面神経の損傷を避けることが優先される．

表 9.1「臨床的経過観察対手術治療の適応」，表 9.2「頸部郭清術の適応と郭清範囲」，表 9.3「必要とされる耳下腺切除範囲」，表 9.4「顔面神経への対応」を示す．

表 9.1　臨床的経過観察対手術治療の適応

1）病変部の細胞診が良性と確定しており，悪性転化のリスクがきわめて低く無症状である
2）良性腫瘍の切除が重大な合併症を生じる場合（たとえば外科的切除を望まないワルチン腫瘍患者，または切除により顔面神経の完全麻痺が生じる顔面神経鞘腫のような病変は経過観察の対象となり，神経鞘腫などでは症状が生じると照射をおこなうこともある）
3）悪性が懸念される症状や検査所見がなく，穿刺吸引細胞診で 2 回にわたり「意義不明な異型；AUS」と分類された病変

表 9.2　頸部郭清術の適応と郭清範囲

1）臨床的または画像診断的にリンパ節転移陽性の場合には，リンパ節以外の構造（内頸静脈，副神経または胸鎖乳突筋）を可能な限り温存した全頸部郭清術を施術するべきである
2）臨床的，画像的に頸部が N0 で，原発部位の細胞診が高リスク群（腫瘍が 4cm 超，原発部位の迅速診断において高悪性度の所見，画像検査または術中所見において腺被膜外浸潤，あるいは術前顔面神経麻痺）である場合は選択的頸部郭清術が施行されるべきである

表 9.3　必要とされる耳下腺切除範囲

1）細胞診で良性腫瘍：正常な耳下腺組織を少量つけた神経温存腫瘍全摘出術，おそらく外側葉切除術または耳下腺浅葉切除術以下の範囲
2）「意義不明な異型；AUS」および「良悪性不明な腫瘍；SUMP」：迅速診断を用いた正常な耳下腺組織を少量つけての神経温存腫瘍全摘出術．迅速診断が低悪性度癌の場合には耳下腺内リンパ節を含む完全な耳下腺浅葉切除術を検討．迅速診断で高悪性度であると判明した場合には神経温存耳下腺亜全摘出術を検討
3）細胞診で悪性：低悪性度病変では耳下腺浅葉切除術，高悪性度病変では耳下腺全摘または亜全摘出術．共に可能な場合には顔面神経を温存

表 9.4　顔面神経への対応

1）良性腫瘍切除では神経分枝が完全に腫瘍にとりかこまれていない限りは決して主要な神経分枝を切除しない，そしてそのような状況でも減量手術を検討
2）まず細胞診または迅速診断により悪性の診断を確定し，そして顕微鏡的残存腫瘍から神経を剥離できないことが確認されるまでは，機能している神経を切除してはならない
3）悪性が判明しており機能していない神経は切除し，移植術と移行術に使用可能なドナーとレシピエント神経をもちいた適切な動的再建術，および静的再建術により修復されるべきである

〔文献〕

1. Faquin WC, Powers CN. Salivary gland cytopathology. In: Rosenthal DL, editor. Essentials in cytopathology, vol. 5. New York: Springer Science + Business Media; 2008.
2. Armstrong JG, Harrison LB, Thaler HT, Friedlander-Klar H, Fass DE, Zelefsky MJ, et al. The indications for elective treatment of the neck in cancer of the major salivary glands. Cancer. 1992;69(3):615–9.
3. Bajwa MS, Rose SJ, Mairembam P, Nash R, Hotchen D, Godden D, et al. Feasibility of a novel classification for parotid gland cytology: a retrospective review of 512 cytology reports taken from 4 United Kingdom general hospitals. Head Neck. 2016;38(11):1596–603.
4. Frankenthaler RA, Byers RM, Luna MA, Callender DL, Wolf P, Goepfert H. Predicting occult lymph node metastasis in parotid cancer. Arch Otolaryngol Head Neck Surg. 1993;119(5):517–20.
5. Griffith CC, Pai RK, Schneider F, Duvvuri U, Ferris RL, Johnson JT, et al. Salivary gland tumor fine-needle aspiration cytology: a proposal for a risk stratification classification. Am J Clin Pathol. 2015;143(6):839–53.
6. McGurk M, Thomas BL, Renehan AG. Extracapsular dissection for clinically benign parotid lumps: reduced morbidity without oncological compromise. Br J Cancer. 2003;89(9):1610–3.
7. WHO classification of head and neck tumours. WHO/IARC classification of tumours, vol. 9. 4th ed. Lyon: World Health Organization/International Agency for Reserch on Cancer; 2017.

第10章
組織診断と唾液腺腫瘍の組織分類

Histologic Considerations and Salivary Gland Tumor Classification in Surgical Pathology

Bruce M. Wenig

唾液腺腫瘍の分類は変遷しつづけており（表10.1[1]および表10.2[2]），その軌跡は世界保健機構（WHO）頭頸部腫瘍分類[2]に反映されている．変更点としては，導管内癌や小唾液腺篩状腺癌のような近年認識・定義された腫瘍に加えて，従来から確立していた疾患の新しい名称

表 10.1 世界保健機構（WHO）分類：非腫瘍性唾液腺病変（Wenig[1]より許諾を得て転載）

発生異常
・異所性唾液腺
過形成と化生
・腺腫様過形成
・扁平上皮化生
・壊死性唾液腺化生
・好酸性変化（好酸性化生，オンコサイトーシス）
・介在部導管過形成
真の囊胞
・リンパ上皮性囊胞
・唾液腺導管囊胞
・多囊胞性（発育不全）疾患
後天性囊胞
・粘液溢出現象
・粘液貯留囊胞
・ガマ腫
感染，炎症，自己免疫疾患
・細菌性唾液腺炎
・ムンプス
・HIV関連唾液腺疾患
・慢性唾液腺炎
　（非閉塞性）
　　感染性
　　非感染性
　（閉塞性）
　　唾石症
　　唾液腺症
IgG4関連唾液腺炎
リンパ上皮性唾液腺炎，シェーグレン症候群を含む

表 10.2 唾液腺腫瘍分類（El-Naggar[2]より World Health Organization〔WHO〕, International Agency for Research on Cancer の許諾を得て転載）

- ●良性上皮性腫瘍
  - ・多形腺腫
  - ・基底細胞腺腫
  - ・細管状腺腫
  - ・ワルチン腫瘍
  - ・筋上皮腫
  - ・オンコサイトーマ
  - ・硬化性多囊胞腺症
  - ・囊胞腺腫
  - ・導管乳頭腫
    - 乳頭状唾液腺腺腫
    - 内反性乳頭腫
    - 導管内乳頭腫
  - ・他の頻度の低い腺腫
    - 線条部導管腺腫
    - 介在部導管腺腫
    - リンパ腺腫（非脂腺型）
    - 角化囊胞腫
    - 脂肪腺腫
    - アポクリン腺腫
    - 腺線維腫
  - ・脂腺分化をともなう腫瘍
    - 脂腺腺腫
    - 脂腺型リンパ腺腫
  - ・唾液腺原基腫瘍
- ●良性非上皮性腫瘍
  - ・血管腫
  - ・神経鞘腫／神経線維腫
  - ・脂肪腫
  - ・その他
- ●悪性上皮性腫瘍
  - ・粘表皮癌
  - ・腺房細胞癌
  - ・腺様囊胞癌
  - ・乳腺相似分泌癌（WHO: 分泌癌）
  - ・腺癌 NOS
  - ・多型低悪性度腺癌（WHO: 多型腺癌）
  - ・小唾液腺篩状腺癌
  - ・多形腺腫由来癌
    - 浸潤性
    - 被膜内
    - 癌肉腫
    - 転移性多形腺腫
  - ・唾液腺導管癌
  - ・導管内癌（低悪性度篩状囊胞腺癌；低悪性度唾液腺導管癌）
  - ・基底細胞腺癌
  - ・上皮筋上皮癌
  - ・明細胞癌
  - ・囊胞腺癌
  - ・筋上皮癌
  - ・扁平上皮癌
  - ・腺扁平上皮癌
  - ・リンパ上皮癌
  - ・神経内分泌癌
  - ・未分化（大細胞）癌
  - ・オンコサイト癌
  - ・粘液腺癌
  - ・脂腺腺癌／リンパ腺癌
  - ・唾液腺芽腫
- ●非上皮性悪性腫瘍
  - ・血液リンパ球系腫瘍
    - 非ホジキンリンパ腫
    - ホジキンリンパ腫
  - ・肉腫

への変更がある．多型低悪性度腺癌が多型腺癌に，乳腺相似分泌癌が分泌癌に変更になったことが目立った変化である．WHO 分類は基本的には腫瘍を形態で分類し，その生物学的振る舞いを予測しようと試みている[3]．唾液腺腫瘍では，次々に特異的な分子異常が発見されてきており，形態学に基づく腫瘍分類の補助となっている（表 10.3）[1, 4-12]．

唾液腺腫瘍の外科病理診断は一般的に組織所見のみ，あるいは組織化学，免疫組織化学の併用によってなされる．成人および小児の唾液腺腫瘍の中で最も頻度が高いものは多形腺腫である．多形腺腫では，周囲に筋上皮をともなった腺管状，腺房状の上皮細胞と，筋上皮細胞を含む軟骨粘液腫様基質とが混在して認められることが特徴である．多形腺腫の診断には通常特殊染色は必要ない．ワルチン腫瘍もまたよくみられる耳下腺腫瘍で，囊胞を裏打ちする好酸性の 2 層の上皮と，周囲の成熟リンパ球や形質細胞豊富な間質からなる独特な組織像を呈する．成人・小児を通じて最も頻度の高い悪性腫瘍が粘表皮癌である．大部分の粘表皮癌は低悪性度で，類表皮細胞，粘液を含有した上皮細胞，そして中間細胞からなる．ほとんどの粘表皮癌は組織所見のみで診断が可能である．粘表皮癌に対応する良性腫瘍はないため，たとえ浸潤がなくともこれら 3 種の細胞を認めることが診断につながる．同様に腺房細胞癌は，他の腫瘍にはみられない好塩基性の顆粒状の細胞質をもつ特徴的な細胞からなる．これらの特徴をもってすれば，ほとんどの多形腺腫，粘表皮癌，腺房細胞癌は穿刺吸引細胞診あるいは針生検での診断が可能

である.

　唾液腺腫瘍では腫瘍間あるいは同一腫瘍内でも，増殖様式や細胞密度，細胞の種類が不均一であることが多く，穿刺吸引細胞診や針生検などの限られた組織材料での診断が困難である．いくつかの例を以下にあげる．

- 富細胞性の多形腺腫や基底細胞腺腫などの良性腫瘍はいずれも類基底細胞の形態を呈することがあり，腺管／腺房構造，微小嚢胞状／篩状，充実性など類似の増殖様式をしめすことがある．多型腺癌や腺様嚢胞癌，基底細胞腺癌，小唾液腺篩状腺癌を含むいくつかの悪性唾液腺腫瘍も同様の増殖形態をとりうる[13]．
- 類基底細胞の篩状増殖を呈する腫瘍としては，まずは腺様嚢胞癌を考えるが，良性腫瘍，中でも特に基底細胞腺腫にも篩状増殖と類基底細胞が認められる[14, 15]．
- 上皮細胞と筋上皮細胞は多形腺腫，腺様嚢胞癌，多型腺癌，上皮筋上皮癌などの種々の唾液腺腫瘍でみられ，免疫組織化学で上皮および筋上皮分化がみられても決して腫瘍特異的な所見ではない（表 10.4）[1]．
- 好酸性細胞からなる唾液腺病変には，オンコサイトーシス，オンコサイトーマ，粘表皮癌の好酸性細胞亜型，オンコサイト癌などがある．粘表皮癌の好酸性亜型，オンコサイト癌の好

表 10.3 唾液腺腫瘍の遺伝子学的特徴（Wenig [1] より許諾を得て転載）

組織型	染色体転座	融合遺伝子
多形腺腫	8q12 再構成	*PLAG1*
	t（3;8）（p21;q12）	
	t（5;8）（p13;q12）	
	12q13-15 再構成	*HMGA2*
	t（3;12）（p14.2;q14-15）	
	Ins（9;12）（p23;q12-15）	
粘表皮癌	t（11;19）（q21;p13）	*CRTC1-MAML2*
	t（11;15）（q21;p26）	*CRTC3-MAML2*
腺様嚢胞癌	t（6;9）（q22-23;p23-24）	*MYB-NFIB*
	まれに t（8;9）	
分泌癌	t（12;15）（p13;q25）	*ETV6*
硝子化淡明細胞癌 筋上皮癌，淡明細胞型	t（12;22）（q13;q12）	*EWSR1-ATF*
小唾液腺篩状腺癌／多型（低悪性度）腺癌ファミリー[a]		
小唾液腺篩状腺癌 「古典」型	t（1;14）（p36.11;q12）	*ARIDIA-PRKD1*
	t（x;14）（p11.4;q12）	*DDX3X-PRKD1*
多型（低悪性度）腺癌	PRKD1 E710D 変異	不明

a）PRKD1 遺伝子ファミリー（*PRKD1, PRKD2, PRKD3* を含む）の再構成をともなう

＊訳注
表 10.3 の一部を原著から修正した．

酸性細胞は異型に乏しく，良性の好酸性細胞性病変と区別できるほどの悪性所見をしめさない．
- 唾液腺低悪性度癌と良性腫瘍は，しばしば浸潤の有無のみにより鑑別される．したがって，腫瘍と間質との境界部の観察が必要だが，針生検で境界部が認められることあまりなく，穿刺吸引細胞診ではまず観察されない．
- 「良悪性不明な唾液腺腫瘍（SUMP）」という用語は，保存的な治療を推奨するときにもちいられるが，腫瘍の周辺断端が陰性となるような腫瘍の完全切除が必要である．良性腫瘍同様に低悪性度唾液腺癌の治療も，通常は断端が陰性となる腫瘍の完全切除のみで，臨床的に頸部転移がない限りはリンパ節廓清は不要である[13, 14]（第9章参照）．

表10.4* 代表的な唾液腺腫瘍の免疫組織化学（Wenig[1]より許諾を得て転載）

Tumor	PanK	LMWK	HMWK	p63 and p40	S100	DOG1	MGB	AR	GATA3	CD117	PLAG1
PA	+	+	+	+	+	−	−	−	v	v	+
BCA／BCAdC	+	+	+	+	+	−	−	−	v	v	v
MYO	+	+	+	+	+	−	−	−	v	v	−
MEC	+	+	+	+	−	−	−	−	v	v	−
ACC	+	+	+	−	−	+[a]	−	−	−	−	−
SC	+	+	+	−	+	−	+[a]	−	+(n)	−	−
AdCC	+	+	+	+	+	−	−	−	−	+(lum)	−
PAd	+	+	+	+[b]	+	−	−	−	−	v	v
SDC	+	+	+	−	−	−	−	+(n)	+(n)	−	−
EMC	+	+	+	+	+	−	−	−	−	−	−
CCC	+／+	+／+	+／+	+	−／−	−／−	−／−	−／−	−／−	−／−	−／−

注：染色所見は腫瘍毎に，時には同一腫瘍内で大きなばらつきがある．この表では代表的な染色所見をそれぞれの腫瘍に関して記載しているが，表中のどの腫瘍に関しても，典型とは異なり，通常陰性であるものを発現したり，あるいは陽性であるものが発現しない場合がある
PanK 汎サイトケラチン（例 AE1／AE3; CAM5.2），*LMWK* 低分子サイトケラチン（例 CK7, CK8, CK19），*HMWK* 高分子サイトケラチン（例 CK5／6, CK14），*DOG1* discovered on GIST1, *MGB* mammaglobin, *AR* androgen receptor　アンドロゲン受容体，*GATA3* GATA binding protein 3, *PLAG1* pleomorphic adenoma gene 1, *PA* 多形腺腫，*BCA* 基底細胞腺腫，*BCAdC* 基底細胞腺癌，*MYO* 筋上皮腫，*MEC* 粘表皮癌，*ACC* 腺房細胞癌，*SC* 分泌癌，*AdCC* 腺様嚢胞癌，*PAd* 多型（低悪性度）腺癌，*SDC* 唾液腺導管癌，*EMC* 上皮筋上皮癌，*CCC* 明細胞癌，*n* 核，*lum* 導管上皮細胞に強陽性，*v* 陽性だがばらつきがある
PLAG1の免疫染色は多形腺腫においても fluorescent in situ hybridization（FISH）と必ずしも一致しない
[a] 特異的な染色所見：DOG1: 細胞の細胞膜内面（あるいは表面），細胞質の強陽性像あるいは細胞全体の膜陽性像；Mammaglobin: びまん性に細胞質に強陽性
[b] p63陽性でp40陰性になるなど，両者で染色態度が異なることがある

訳注
表10.4の一部を原著から修正した．

唾液腺導管癌や高悪性度粘表皮癌，多形腺腫由来高悪性度癌のように，高悪性度癌の場合には診断の問題が生じることは少ない．これらの腫瘍は，著明な核の多形性や壊死，分裂像の増加など明らかな悪性の細胞所見をともなっている．穿刺吸引細胞診や針生検などの少量の検体でも細胞異型がみられることが多い．高悪性度唾液腺腫瘍との診断がなされれば，組織型に関わらず同様の治療が想定されるので，たいていの場合組織型の確定にこだわる必要はない．通常は顔面神経切除や頸部リンパ節廓清をともなう根治切除や術後補助療法がおこなわれる[14]．

　穿刺吸引細胞診はその診断能力に限界はあるものの，大唾液腺・小唾液腺いずれの腫瘍においても最初におこなう検査法として推奨される．熟練した細胞病理医によって実施されれば，最小限の侵襲性と高い感度で唾液腺病変を診断できる信頼性のある検査法である[16, 17]．細胞病理医が治療方針に関して助言する上でも優れた検査法である．穿刺吸引細胞診をもちいることにより，非腫瘍性病変や高悪性度癌を診断し，適切な治療の選択に役立てることが可能である．非腫瘍性病変と高悪性度癌との間には診断の確定が困難な唾液腺病変もあり，そのような際は「腫瘍：良悪性不明な唾液腺腫瘍（SUMP）」のような控えめな細胞診断がなされる．

〔文献〕

1. Wenig BM. Atlas of head and neck pathology. 3rd ed. Philadelphia: Elsevier; 2016.
2. El-Naggar AK. Introduction. In: El-Naggar AK, Chan JKC, Grandis JR, Takata T, Slootweg PJ, editors. WHO classification of head and neck tumours, vol. 9. 4th ed. Lyon: World Health Organization/International Agency for Research on Cancer; 2017. p. 160–2.
3. Ellis GL, Gnepp DR, Auclair PL. Classification of salivary gland neoplasms. In: Ellis GL, Auclair PL, Gnepp DR, editors. Surgical pathology of salivary glands. Major problems in pathology, vol. 25. Philadelphia: W.B. Saunders; 1991. p. 129–34.
4. Seethala RR, Dacic S, Cieply K, Kelly LM, Nikiforova MN. A reappraisal of the MECT1/MAML2 translocation in salivary mucoepidermoid carcinomas. Am J Surg Pathol. 2010; 34(8):1106–21.
5. Garcia JJ, Hunt JL, Weinreb I, McHugh JB, Barnes EL, Cieply K, et al. Fluorescence in situ hybridization for detection of MAML2 rearrangements in oncocytic mucoepidermoid carcinomas: utility as a diagnostic test. Hum Pathol. 2011;42(12):2001–9.
6. Persson M, Andren Y, Mark J, Horlings HM, Persson F, Stenman G. Recurrent fusion of MYB and NFIB transcription factor genes in carcinomas of the breast and head and neck. Proc Natl Acad Sci U S A. 2009;106(44):18740–4.
7. Stenman G, Persson F, Andersson MK. Diagnostic and therapeutic implications of new molecular biomarkers in salivary gland cancers. Oral Oncol. 2014;50(8):683–90.
8. Skalova A, Vanecek T, Sima R, Laco J, Weinreb I, Perez-Ordonez B, et al. Mammary analogue secretory carcinoma of salivary glands, containing the ETV6-NTRK3 fusion gene: a hitherto undescribed salivary gland tumor entity. Am J Surg Pathol. 2010;34(5):599–608.
9. Skalova A, Vanecek T, Simpson RH, Laco J, Majewska H, Baneckova M, et al. Mammary analogue secretory carcinoma of salivary glands: molecular analysis of 25 ETV6 gene rearranged tumors with lack of detection of classical ETV6-NTRK3 fusion transcript by standard RT-PCR: report of 4 cases harboring ETV6-X gene fusion. Am J Surg Pathol. 2016;40(1):3–13.
10. Antonescu CR, Katabi N, Zhang L, Sung YS, Seethala RR, Jordan RC, et al. EWSR1-ATF1 fusion is a novel and consistent finding in hyalinizing clear-cell carcinoma of salivary gland. Genes Chromosom Cancer. 2011;50(7):559–70.
11. Skalova A, Weinreb I, Hyrcza M, Simpson RH, Laco J, Agaimy A, et al. Clear cell myoepithelial carcinoma of salivary glands showing EWSR1 rearrangement: molecular analysis of 94 salivary gland carcinomas with prominent clear cell component. Am J Surg Pathol. 2015;39(3):338–48.
12. Weinreb I, Zhang L, Tirunagari LM, Sung YS, Chen CL, Perez-Ordonez B, et al. Novel PRKD gene rearrangements and variant fusions in cribriform adenocarcinoma of salivary gland origin. Genes Chromosom Cancer. 2014;53(10):845–56.
13. Turk AT, Wenig BM. Pitfalls in the biopsy diagnosis of intraoral minor salivary gland neoplasms:

diagnostic considerations and recommended approach. Adv Anat Pathol. 2014;21(1):1–11.
14. Sood S, McGurk M, Vaz F. Management of salivary gland tumours: United Kingdom national multidisciplinary guidelines. J Laryngol Otol. 2016;130(S2):S142–9.
15. Tian Z, Hu Y, Wang L, Li L, Zhang C, Li J. An unusual cribriform variant of salivary basal cell tumours: a clinicopathological study of 22 cases. Histopathology. 2012;61(5):921–9.
16. Boccato P, Altavilla G, Blandamura S. Fine needle aspiration biopsy of salivary gland lesions. A reappraisal of pitfalls and problems. Acta Cytol. 1998;42(4):888–98.
17. Gudmundsson JK, Ajan A, Abtahi J. The accuracy of fine-needle aspiration cytology for diagnosis of parotid gland masses: a clinicopathological study of 114 patients. J Appl Oral Sci. 2016;24(6):561–7.

あとがき

　「The Milan System for Reporting Salivary Gland Cytopathology」の日本語版「唾液腺細胞診ミラノシステム」が上梓された．訳者，金芳堂の編集者諸氏そしてこのような機会を与えてくださった関係各位に心より感謝申し上げたい．

　唾液腺細胞診は侵襲性が低く，多形腺腫やワルチン腫瘍など頻度の高い良性腫瘍が高率に診断可能で唾液腺腫瘍の質的評価に有用である．しかし唾液腺腫瘍の多様性や異なる腫瘍間での組織学的類似性のため，細胞診による組織型特定や良悪性判定がしばしば困難であり，従来の細胞診診断区分では「良悪性鑑別困難」が多くなる傾向がある．このような唾液腺細胞診の特性に対処するため，国内では2004年に「唾液腺細胞診の新報告様式」が提案されたが，広く普及するにはいたらなかった．

　ミラノシステムは「良悪性の鑑別」という，我々が長く細胞診の使命と信じてきた良悪二分類への呪縛を解き，腫瘍と非腫瘍との区別に重点をおいた，患者の治療に即した新たな診断区分を提案した．そして見事に，唾液腺細胞診に特有の難題をbreak throughし，その有用性をあらためて明示している．ミラノシステムの導入によって唾液腺細胞診がさらに発展・普及することを祈りたい．

樋口佳代子

　2015年11月，名古屋で行われた日本臨床細胞学会秋期大会の会場で樋口先生に声をかけられた．「唾液腺ミラノシステムの会議がアメリカであるのだけど，先生一緒に行く？」とっさに「ご一緒します」と答えたものの，その時点では内容はまったく未知であった．その後2017年3月まで，シアトル，ニューオリンズ，サンアントニオと米国を3回訪れてワーキンググループ会議に参加し，米国，ヨーロッパ，アジアの専門家達と討議を重ねた．主任編者であるDr.FaquinとDr.Rossiの適切な舵取りでミラノシステム原書は2018年初頭に完成したが，これを「絵に描いた餅」にしないために，ぜひ日本語版が必要であると考えた．

　ミラノシステムの本領は細胞検査士，細胞診専門医と臨床医，画像診断医を有機的に結び付け，唾液腺腫瘍の診断と治療に有益な指針を示すことである．今後，本邦での普及とデータの集積が期待される．

　本書の完成にあたり，翻訳者の先生方，出版にご尽力くださった京都大学 南口早智子先生，金芳堂編集部 村上裕子氏に厚くお礼申し上げます．そして長きにわたり苦労と希望を共有した樋口佳代子先生に心より感謝の意を表します．

　サンアントニオでの会議の後，タワー・オブ・アメリカの展望階からみたテキサスの夕陽を思い出しながら．

浦野　誠

日本語索引

あ

悪性	1, 79
悪性の疑い	69
悪性の危険度	1
悪性黒色腫	109
悪性リンパ腫	27, 106
アミラーゼの類結晶	22
アルシアンブルー（pH2.5）	116

い

意義不明な異型	11, 35
遺伝子異常	123
遺伝子再構成	116, 122

え

液状細胞診	6, 24, 115

お

黄色ブドウ球菌	19
オンコサイトーシス	30, 55
オンコサイトーマ	31, 54, 61, 63
オンコサイト癌	63, 91

か

介在部導管様細胞	82
顎下腺	1
感度	1
顔面神経	4, 130, 131
間葉系悪性腫瘍	111
間葉系基質	47

き

基質産生腫瘍	48, 50
基底細胞癌	61
基底細胞腺癌	60
基底細胞腺腫	48, 60
急性化膿性唾液腺炎	19
急性唾液腺炎	17, 19
急性非化膿性唾液腺炎	19
キュットナー腫瘍	21
筋上皮癌	51, 103
筋上皮細胞	47
筋上皮腫	38, 60, 63

け

蛍光 in situ ハイブリダイゼーション法	91, 115, 125
頸部郭清術	131, 134
血液リンパ球系腫瘍	106
結核	24
血管腫	58
結節性筋膜炎	38, 51

こ

高悪性度癌	70, 89
高悪性度腺癌	91
高悪性度転化をともなう癌	93
高悪性度粘表皮癌	91, 96, 98
抗酸菌感染	23, 24
好酸性細胞／類好酸性細胞腫瘍	58
好酸性化生	30, 35
好酸性細胞	42
甲状腺ベセスダシステム	9
コラーゲン結晶	23
孤立性線維性腫瘍	38

さ

細管状腺腫	60
サイトメガロウイルス	20
杯細胞型粘液細胞	96
砂粒体	81
サルコイドーシス	18, 24

し

ジアスターゼ消化 PAS	116
シェーグレン症候群	27
耳下腺	1
耳下腺浅葉	4
次世代シーエンス	115
脂腺腺腫／腺癌	51
脂肪腫	55
シュウ酸カルシウム結晶	23
充実亜型	60, 100
充実型腺様嚢胞癌	50, 102
小細胞神経内分泌癌	94
小唾液腺	1
小唾液腺篩状腺癌	139, 141
上皮筋上皮癌	48, 60, 86
小リンパ球性リンパ腫	73
神経鞘腫	38, 51, 56
神経内分泌癌	61, 94
腎細胞癌	51
迅速診断	131
深葉	4

せ

正診率	1
世界保健機構	139
石灰化上皮腫	61
節外性濾胞辺縁帯リンパ腫	26, 39, 74, 107
舌下腺	1
セルブロック	6, 24, 115
腺癌	91
穿刺吸引細胞診	1
腺房細胞癌	61, 63, 79
腺様嚢胞癌	48, 60, 99

そ

側頸嚢胞	41

た

大細胞型リンパ腫	73
大唾液腺	4
唾液腺細胞診ミラノシステム	1
唾液腺症	29

唾液腺導管癌	89	粘液貯留囊胞	40	ホルマリン固定パラフィン包埋	115
多型腺癌	60	粘液囊腫	18		
多形腺腫	1, 47, 60, 102	粘液瘤	40	**ま**	
多形腺腫由来癌	105	粘表皮癌	12, 40, 96	慢性硬化性唾液腺炎	21
唾石症	18	粘膜関連リンパ組織	107	慢性唾液腺炎	17, 21
淡明細胞腫瘍	58	**の**		マントル細胞リンパ腫	73, 108
ち		囊胞腺癌	40	**む**	
チモーゲン顆粒	80, 82	囊胞腺腫	40	ムチカルミン染色	116
中悪性度粘表皮癌	97	**は**		ムンプス	20
中間細胞	82, 96	パラミキソウイルス	20	**め**	
超音波ガイド	9	針生検	6	明細胞癌	124
チロシン結晶	23	針洗浄液	6	メルケル細胞癌	61, 94
て		反応性リンパ節過形成	24	免疫染色	115, 116
低悪性度癌	45, 58, 79	**ひ**		免疫組織化学	26
低悪性度粘表皮癌	40, 96	非腫瘍性	2, 17	**や**	
転移	23	非粘液性囊胞液	11	野兎病	23, 24
転移性多形腺腫	47	非ホジキンリンパ腫	106	**ゆ**	
転移性扁平上皮癌	40, 109	びまん性大細胞型B細胞性リンパ腫	106	融合癌遺伝子	115
伝染性単核球症	24, 26	**ふ**		**よ**	
と		富細胞性好酸性細胞／類好酸性細胞腫瘍	61	陽性的中率	69
導管上皮細胞	47	富細胞性多形腺腫	51, 60	**り**	
導管内癌	139	富細胞性淡明細胞腫瘍	63	良悪性不明な唾液腺腫瘍	2, 58
導管囊胞	40	富細胞性良性腫瘍	58	良性腫瘍	1, 2, 47
頭頸部腫瘍分類	139	富細胞性類基底細胞腫瘍	59	良性リンパ上皮性疾患	27
トキソプラズマ症	23	不適正	9	臨床的対応	2, 129
特異度	1	フローサイトメトリー	6, 26, 72, 125	リンパ管腫	57
特殊染色	116	分泌癌	63, 84	リンパ上皮癌	92
な		**へ**		リンパ上皮性唾液腺炎	27
軟骨粘液腫様基質	47, 60	扁平上皮化生	18, 38, 51	リンパ上皮性囊胞	29, 39
に		扁平上皮癌	40, 79	リンパ増殖性疾患	35
肉芽腫性病変	17, 23	**ほ**		**る**	
二次性悪性腫瘍	109	報告見本	3, 14, 31, 42, 67, 76, 112	類基底細胞腫瘍	22, 38, 58, 59
乳腺相似分泌癌	63, 79, 84	放線菌症	23		
ね		ホジキンリンパ腫	23, 76, 92	類基底細胞性扁平上皮癌	61
ネコひっかき病	23, 24	補助診断	6, 115	類表皮細胞	82, 96
粘液細胞	82				
粘液細胞化生	51				
粘液上皮化生	18				
粘液性囊胞液	11, 35				

れ	**ろ**	**わ**
連鎖球菌　19	濾胞性リンパ腫　73, 108	ワルチン腫瘍　1, 13, 38, 45, 52, 98

欧文索引

A

ancillary studies　115
androgen receptor（AR）　91
AUS　11, 35

C

core needle biopsy（CNB）　6
CRTC1（MECT1）遺伝子　124

D

Diff Quik　6
d-PAS　116

E

EBウイルス　20, 26, 92
Epstein-Barr encoded RNA（EBER）　92
ETV6-NTRK3融合遺伝子　84
EWSR1-ATF1融合遺伝子　88, 124
extranodal marginal zone lymphomas（ENMZL）　74

F

FFPE　115
fine-needle aspiration（FNA）　1
FISH　91, 125

H

HER2　91

HIV関連良性リンパ上皮性病変　54

I

in situハイブリダイゼーション法（ISH）　92
lgG4関連疾患　21
ISH　92

L

lymphoepithelial sialadenitis（LESA）　27
lymphoglandular bodies　39, 72, 109

M

MALT　107
MAML2遺伝子　124
MASC　63, 84
mucicarmine　65
MYB-NF1B遺伝子再構成　119

N

next generation sequencing（NGS）　115
NOS　91

P

PAS　65
PAS-diastase　65
Periodic acid-Schiff（PAS）　116
polymerase chain reaction（PCR）　125
positive predictive value（PPV）　69
PRKD遺伝子ファミリー　125

R

rapid on-site evaluation（ROSE）　5
reverse transcription polymerase chain reaction（RT-PCR）　115
risk of malignancy（ROM）　1

S

SUMP　2, 45, 58
Suspicious for Malignancy（SM）　69

T

T-cell rich B-cell lymphoma　26
The Milan System for Reporting Salivary Gland Cytopathology　1
T細胞性リンパ腫　23

W

WHO　139

唾液腺細胞診ミラノシステム

2019年6月10日　第1版第1刷 ©

編集	William C. Faquin	
	Esther Diana Rossi	
監訳	樋口佳代子	HIGUCHI, Kayoko
	浦野　誠	URANO, Makoto
発行者	宇山閑文	
発行所	株式会社金芳堂	

〒606-8425 京都市左京区鹿ケ谷西寺ノ前町34番地
　　振替　01030-1-15605
　　電話　075-751-1111(代)
　　http://www.kinpodo-pub.co.jp/
組版　　亜細亜印刷株式会社
印刷・製本　株式会社サンエムカラー

落丁・乱丁本は直接小社へお送りください．お取替え致します．

Printed in Japan
ISBN978-4-7653-1786-3

JCOPY ＜(社)出版者著作権管理機構 委託出版物＞

本書の無断複写は著作権法上での例外を除き禁じられています．複写される場合は，そのつど事前に，(社)出版者著作権管理機構(電話 03-5244-5088, FAX 03-5244-5089, e-mail: info@jcopy.or.jp)の許諾を得てください．

●本書のコピー，スキャン，デジタル化等の無断複製は著作権法上での例外を除き禁じられています．本書を代行業者等の第三者に依頼してスキャンやデジタル化することは，たとえ個人や家庭内の利用でも著作権法違反です．